KB080176

면역 파워

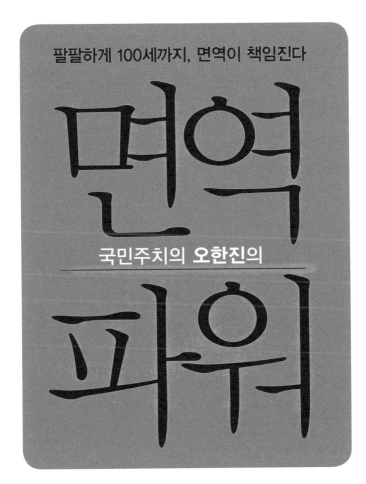

팔팔하게 100세까지, 면역이 책임진다

면역

국민주치의 오한진의

파워

오한진 지음

북앳북스

면역만큼 중요한 것은 없다

　　메르스, 지카 바이러스 등 새로운 감염병이 생겨날 때마다 세간의 이슈가 되어 여기저기서 '면역' '면역'이라는 말들을 한다. 우리 몸에 침입한 질병과 싸우는 것은 바로 우리 몸의 면역이다. 그래서 면역은 중요하다. 그렇지만 어디에서도 면역이 무엇인지는 알려주지 않는다. 나 또한 감기와 독감이 유행하는 환절기나 신종 전염병이 돌 때마다 여러 매체로부터 인터뷰 요청을 받지만 증상이나 개인 건강 관리에 대한 질문은 받아도, 대체 '면역'이 무엇이고 왜 중요하냐는 질문은 거의 받은 적이 없다. 물론 방송이 시간과 공간 상으로 제약이 있기 때문에 질문을 받더라도 충분히 대답하기는 어려울 것이다.

　　사실 면역은 모호한 개념이며 눈으로 실체를 확인하기 어렵다. 예를 들면 어떤 음식을 먹으면 면역력이 좋아진다고 말하지만 얼마나 좋아지는지, 얼마나 좋아졌는지에 대해서는 말하지 않는다. 이처럼 면역은 좋아져도 확인할 길이 없다. 앞에서 면역만큼 중요한 것이 없다고 했는데, 면역이 왜 중요한지 제대로 알 필요가 있다. 이런 이야기를 방송을 통해 만나는 사람들뿐만 아니라 더 많은 사람들과 함께 나누고 싶어 이 책을 쓰게 되었다.

면역을 키우는 최고의 방법은 정상적인 생각을 갖고 정상적으로 생활하는 것이다. 말은 간단해도 현대인들은 간단히 그렇게 살지 못한다. 생활이 불규칙하고 부정기적이며, 생각도 불규칙하고 부정적이기 때문이다. 정상적인 생각을 하기도 전에 다들 괴로워하고 힘들어한다. 이런 상황에서 생활 습관 하나만 고친다고 해서 면역이 키워지거나 하는 것도 아니다. 이런 내용도 알려주고 싶었다.

과거에는 생각하지 못했던 질병, 감염병, 바이러스 들이 엄청나게 많이 생겨나고 있다. 예전에 우리를 죽음으로 몰고 갈 만큼 우리를 괴롭힌 병으로 백혈병, 암 정도가 있었다면 요새는 이름도 낯선 병들이 새로 생겨나 신문, 방송에서도 화제가 되면서 그 병들을 조심해야 된다는 얘기를 한다. 과거에는 지금보다 규칙적이고 정상적인 생활을 하는 사람들이 많았기 때문에 그런 질병을 경험하지 않았지만 현대 사회는 우리를 괴롭히고 힘들게 하면서 정상적인 생활을 할 수 없는 상황을 자꾸 만든다. 이런 현대 사회에서 어떻게 하면 우리가 우리 스스로를 지킬 수 있는지 잘 알 필요가 있고, 또 알려주고 싶었다.

면역이란 무엇일까? 어떤 상황에서 면역이 활성화되고 또 어떤 상황에서 면역이 떨어질까? 면역이 떨어지면 어떤 증상이 나타날까? 어떤 식으로 몸을 수정해서 내 몸에 도움이 될 수 있는 방향으로 면역을 키울 수 있을까? 현대에 만연하고 있는 바이러스, 박테리아, 그리고 무엇보다 우리 몸에 유해한 환경 같은 것으로부터 일차적으로 나를 지켜낼 수 있는 것이 바로 면역이 아닐까 하는 생각이 이 책을 쓰게 한 원동력이다.

의사로서 내가 가장 행복할 때는 환자가 내 앞에서 웃을 때이다. 행복하지 못한 환자들을 많이 보는 요즘 행복이 무엇일까 생각하게 된다. 주변에는 눈에 보이지 않는 아주 큰 행복을 바라는 사람들이 많다. 그 사람들은 언젠가는 자신에게도 큰 행복이 찾아올 거라고 생각하지만, 이런 행복은 쉽게 오지 않는다. 오히려 매일매일 일상생활에서 아주 작더라도 즐거움을 느낀다면 그것이 진실된 행복이다. 그러므로 아주 작은 즐거움조차 소중히 생각하고 즐길 줄 아는 자세가 필요하다.

행복하게 오래 살려면 어떻게 해야 할까? 건강하고, 경제적으로 부족함이 없고, 생각도 정상적이고…… 이런 조건이 전제되지 않으면 국가적으로나 사회적으로나 개인적으로나 불행일지도 모른다. 우리가 당장 할 수 있는 것은 건강한 식습관과 적절한 운동을 통해 몸을 건강히 하고, 건강한 정신을 유지하도록 노력하는 것이다.

인생에도 매니지먼트가 필요하다. 자꾸 자신이 행복하고 즐겁다고 생각하는 것, 자신과 자신의 삶에 만족하는 것, 만족하는 것에서 더 나아가 감동을 느끼며 사는 것이 인생 매니지먼트의 핵심이 아닐까.

오한진

차례

1장

병을 일으키는 원인균이 우리 몸을 공격해오고 우리 몸이 심하게 앓다 끝내
병을 치유한다면 그것은 면역력의 승리이다. 이렇게 거쳐간 병원균은 우리 몸에
정보를 남기고 그 정보가 저장되어 다시 감염에 노출되어도 발병을 막는다.

건강 100세는
면역에 달렸다

재난 영화에서 인류를 구한 것, 바로 면역
내 몸을 지켜주는 면역력 바로 알기

재난 영화에서
인류를 구한 것, 바로 면역

인류, 질병과의 전쟁에서 살아남다

막대한 할리우드 자본을 들여 만든 블록버스터 재난 영화가 국내에 개봉되면 세간의 이목을 끌게 마련이다. 그런데 영화 속 이야기가 실제 상황이라고 한다면 영화 감상이 즐겁지만은 않을 것이다. 다행히 영화 속, 가상 현실 속의 허구여서 그나마 즐길 여유가 생기는 것이다.

재난 영화에는 두 부류가 있는데 재미난 공통점이 있다. 첫 번째 부류는 지구를 침략한 외계인이 나오는 영화다. 얼마나 멀리 있는지 전혀 가늠이 안 되는, 아주 머나먼 외계 행성에서 날아온 UFO가 갑자기 인류를 공격하기 시작한다. 피도 눈물도 없고, 피를 가졌다고 해도 초록색이나 검은색인 그들은 최소한의 동정심도 없이 무차별적으로, 아주 잔인하게 인간들을 잡아들이고 학살한다. 노약자나 어린이에 대한 배려도 없다. 그들은 마치 한낱 벌레를 죽이듯이 인간을 마구 죽인다.

그런데 인류를 멸망시킬 듯이 공세를 펴던 이 우주 깡패들이 갑자기 제 풀에 픽픽 쓰러져 죽는다. 어느 순간 침략자의 자발적인 몰락으로 인간은 또 한 번 구원받듯 살아남고 번성을 약속하며 영화는 막을 내린다. 톰 크루즈가 주연을 맡고 스티븐 스필버그가 감독한 〈우주전쟁〉이 그러했다. 또 멜 깁슨이 주연을 하고 M. 나이트 샤말란이 감독한 영화 〈싸인〉이 그러했다. 재난 영화하면 제일 먼저 떠올릴 〈인디펜던스 데이〉에서는 컴퓨터 바이러스를 침투시켜 우주선을 무찌르고 지구를 구한다. 다른 바이러스이긴 하지만, 바이러스는 참으로 대단하지 않은가.

두 번째 부류는, 갑자기 나타난 돌연변이 바이러스나 대량 살상 무기로 특수 개발한 바이러스에 감염되어 인간이 죽어나가는 이야기다. 그런데 처절한 현장에 나타나 인류를 구하는 영웅은 허공에 마구 몸을 날리는 액션 스타가 아니다. 홀로 병을 이겨낸 누군가의 몸속에 생긴 항체가 바로 인류를 구하는 영웅이 된다. 즉 항체를 형성한 누군가의 혈액이 백신이 되고 그것이 인류를 멸종에서 구원한다. 몇 해 전 개봉한 한국 영화 가운데도 전염병을 소재로 한 영화가 있었는데, 이 영화도 스토리 라인은 비슷했다.

두 부류 영화의 결말에는 모두 과학적 근거가 결정적으로 작용했다고 보는 게 맞다. 외계인들에게는 없고 우리 인류에게는 있는 것. 침입자에게는 낯설고 치명적이지만 지구인에게는 너무 흔해서 전혀 위험하지 않은 것. 바로 '면역력'이다.

수천 년 동안 우리 인류는 변화하는 환경에 적응하고 발전하며 진화해왔다. 영화 속 외계인에 비하면 지구인이 지구의 온갖 세균과 바이러스와 여러 물질에 상대적으로 더 잘 적응해왔다고 할 수 있다. 그래서 외계 생명체들이 지구인의 재채기 한 방에 하얗게 질리는 장면도 어색하지 않다.

그렇다고 우리가 어떤 질병에도 끄떡없을 만큼 강력한 면역력을 갖고 있는 것은 아니다. 당장 우리 인류의 생존을 위협하는 질병들만 해도 여러 개 꼽을 수 있다.

몇 년 전 세계로 퍼져 많은 사망자를 낸 중국발 사스(SARS, 중증 급성 호흡기 증후군)부터 치사율이 높아 주목받았던 에볼라 바이러스, 그리고 2015년 우리나라의 최대 난제였던 메르스(메르스 코로나바이러스MERS-CoV, 중동 호흡기 증후군)까지. 어쩌면 영화가 그려낸 인류 멸망 스토리는 현재 우리 현실을 담은 것인지도 모를 일이다. 재미있는 것은 인류가 멸망할 수도 있다는 전제 아래 가장 유력한 멸망의 원인이 '질병'과 '천재지변'으로 꼽힌다는 점이다. 그리고 그중의 으뜸은 역시 '질병'이다.

지금까지의 역사를 봐도, 인구수가 큰 폭으로 감소할 만큼 인류의 생존을 위협한 것은 치명적인 전염병인 경우가 많았다. 예를 들어 14세기에 처음 발병하여 전 세계로 퍼져나간 흑사병은 유럽에서만 인구의 3분의 1을 희생시켰다.

그 뒤로도 인류를 위협하는 질병은 끊임없이 출현했다. 환절기마다 우리를 찾아오는 감기와 독감 바이러스만 해도 그리 치명적이지 않을 듯하지만 때로는 목숨을 위태롭게 한다. 이 밖에도 신종 플루나 사스 등 조금씩 변형된 형태로 나타나 우리를 위험에 빠트리는 것들이 있다. 1918년 처음 발생한 스페인 독감은 2년 동안 전 세계에서 최소 2,500만 명의 목숨을 앗아갔다. 1957년 아시아 독감은 100만 명, 1968년의 홍콩 독감은 80만 명의 목숨을 앗아갔다.

어쩌면 인류는 예상하지 못한 미지의 질병과 계속 싸우는 삶을 살아내는 건지도 모른다. 질병과의 전쟁은 태초 이래 계속되어왔다. 위험한 순간을 거치고 고비를 넘겨 우리는 항상 이겼다. 흑사병, 콜레라, 천연두를 비롯해 이제는 에이즈(AIDS, 후천성 면역결핍 증후군)도 불치의 병이 아닌 난치병으로 분류되고 있다. 물론 의학의 발전 덕분이겠지만, 인류의 무한한 생존력이 그 바탕에 있는 것은 아닐까?

왜 새로운 질병이 계속 나타나는 걸까?

1980, 1990년대에 대여점에서 빌린 영화 비디오를 틀면 영화 시작 전에 빠지지 않고 나오는 영상이 있었다. 어린이들이 무분별하게 불법 비디오를 시청하지 못하도록 하자는 내용의 공익 광고이다. 대충 이렇게 시작한다. "호환마마, 전쟁보다 더 무서운".

요즘 아이들은 호환마마(虎患媽媽)가 뭔지도 모를 것이다. 지금은 우습고 황당할지 몰라도, 조선 시대에는 마마신에게 제사를 드리면서까지 마마를 다스리려고 애썼다. 지금은 천연두로 알려진 '마마'를 당시에는 두창(痘瘡, 천연두)과 마진(痲疹, 홍역)을 이르는 말로 썼다. 마마신은 사람의 목숨을 앗아갈 때도 있었고, 가벼이 앓고 낫게 해줄 때도 있었다. '마마'는 왕과 왕비 등을 존대할 때 붙이는 말인데, 이 질병들이 얼마나 치명적이고 두려운 존재였으면 이렇게 불렀을까. 마마신이 집집마다 돌아다니며 마음 내키는 대로 어린아이에게 마마를 심어 곰보가 되게 하고 또 죽게 했다는 전설이 있을 정도니, 마마에 대한 공포가 얼마나 컸는지 알 수 있다.

일단 천연두에 걸리면 고열과 함께 얼굴을 비롯해 온몸에 물집이 잡힌다. 시간이 지나면 물집에 고름이 차고 딱지가 앉았다가 떨어지면서 움푹 팬 흉터가 남는다. 얼굴에 흉터가 많은 사람을 '곰보'라고 놀리기도 했다. 그런데 일단 곰보 자국이 있는 사람은 다시 마마가 창궐해도 감염되지 않는다.

18세기 영국의 외과의사 에드워드 제너(Edward Jenner)가 우두를 접종하는 종두법을 시행하기 전까지 천연두로 많은 아이들이 목숨을 잃었다. 천연두는 전염성과 사망률이 매우 높아 18세기 유럽에서만 40만 명이 사망했다. 우리나라를 살펴보면 1951년에 전국적으로 천연두 환자가 4만여 명이나 발생했는데, 만여 명이 목숨을 잃었다. 1960년대까지도 천연두 환자가 있었다고 하니 정말 그 위용이 대단했다고 할 수 있다.

과거에는 질병 중에서도 특히 전염병이 창궐하면 대책 없이 목숨을 잃을 수밖에 없었다. 실제로 우리 인간이 세균과 바이러스를 통제하기 시작한 건 고작 200여 년밖에 되지 않는다.

제너는 천연두에 전염되지 않는 사람들에 대한 이야기에 귀를 기울였다. 바로 외양간에서 일하는 하녀나 소를 키우는 사람들이었는데, 이들은 천연두와 비슷하지만 그다지 위험하지 않은 유사한 병을 앓을 때가 많았다. 주로 소에게서 발병했기 때문에 '소 천연두'나 '우두'라고 불리는 병이었다. 이것이 천연두 예방 백신의 시작이다. 1796년 제너는 처음으로 우두를 어린아이에게 접종했다. 이 종두법이 유럽 전역으로 전파되면서 천연두가 점차 자취를 감추게 된다. 우리나라에 제너의 종두법이 들어온 것은 1879년 지석영에 의해서다. 많은 아이들이 예방 주사를 맞고 천연두의 위험에서 해방될 수 있었다.

천연두는 이제 사라졌다. 세계보건기구(WHO)는 1980년 천연두가 근절됐다고 선언했다. 마지막 천연두 환자로 보고된 사례는 1977년에 소말리아에서 발병한 남자이다. 수천 년 동안 천연두가 인류의 생명을 위협해온 것을 떠올리면 그 악명과 달리 참으로 허탈한 퇴장이 아닐 수 없다.

이것이 바로 예방 접종, 즉 '면역'의 힘이다. 제너 박사의 예방 백신 덕분에 우리는 천연두에 대한 '면역력'이 생긴 것이다. 전염병인 천연두 바이러스에 감염되어도 인체가 이미 천연두 바

면역 파워 ●

이러스에 저항할 힘을 가졌으므로 물리칠 수 있게 되었다. 인류는 그렇게 살아남았다.

우리는 법정 전염병으로 정의된 온갖 전염병으로부터 완벽하게 안전한 삶을 살고 있다고 말할 수 있을까? 아직 장티푸스, 콜레라, 말라리아, 일본 뇌염, 독감 등의 전염병에서 자유롭지 못하다. 해마다 예방 접종을 받아도 해마다 일본 뇌염과 독감 환자가 발생한다.

어디 그뿐인가. 새로운 바이러스가 새로운 전염병을 퍼트린다. 아직 면역력도 생기지 않았고 치료제도 개발되지 않은 상태인데도 말이다. 조류 독감도 매년 반복해서 우리를 위협한다. 신종 플루가 전 세계로 유행처럼 퍼졌을 때에는 제때에 복용해야 효과를 발휘하는 약품 타미플루를 구하지 못해 쩔쩔매는 사태까지 벌어졌다. 신종 플루를 예방하는 백신이 아직 개발되지 못했기 때문이다. 더 공포스러운 에볼라 바이러스, 메르스 코로나 바이러스도 마찬가지다.

우리를 위협하는 바이러스는 아직도 많다. 독감 인플루엔자 백신도 해마다 접종해야 한다. 바이러스의 유형과 발병 시기에 따라 그에 맞는 백신을 따로따로 맞아야 하는데, 사실 효과는 길어야 6개월 정도다. 한 번 접종한다고 평생 안심할 수 있는 천연두에 비하면 인플루엔자야말로 인류 최대의 적이라 할 만하다.

천연두가 사라진 지 이제 겨우 몇십 년 지났다. 우리는 또 다른 여러 법정 전염병에 노출된 채 그것들과 전쟁을 치르고 있다. 언젠가는 천연두처럼 이 전염병들도 지구상에서 완벽하게 사라질 날이 올 것이라 믿는다. 그러나 그때는 또 다른 전염병이 나타나 우리를 위협할 것이다. 천연두가 사라지고 다른 전염병이 등장한 것처럼 말이다.

왜 그럴까? 누구나 이런 의문을 품을 것이다. 대체 왜 새로운 전염병이 계속 생겨나는 것일까? 인류의 멸종을 불러올 전염병을 이겨낼 새로운 백신을 개발해 면역력을 쌓아왔는데, 또 다른 전염병이 발생해 똑같은 고통을 받는다는 것은 참으로 힘겨운 전쟁이 아닐 수 없다. 그런데 대체 왜 전염병은 새로운 형태로 계속 발생하는 것일까?

병의 원인이 되는 병원체인 세균이나 바이러스는 인간이 환경에 적응하듯이 인간이 살아가는 환경에 적응해간다. 인간이 새로운 환경에 적응해가는 과정에서 끝내 생존법을 터득해 삶을 이어나가듯, 세균이나 바이러스도 우리 인간, 그리고 인간이 살고 있는 환경에 적응하며 살아간다는 뜻이다. 인간이 A라는 바이러스에 면역력이 생겨 위험으로부터 벗어나면, 바이러스도 살아남기 위해 더욱더 빨리 환경에 맞춰 돌연변이를 만들어내고 진화해간다. 그리고 새로운 돌연변이가 우리 인간을 감염시키면 우리는 또 하나의 새로운 질병을 얻는 것이다. 이런 식으로 신종 플루, 에볼라 바이러스, 에이즈, 사스, 메르스 등의 질병이 생겨났고, 지금도 이런 질병에 대한 백신을 만들기 위해 계속 연구하고 있다.

100세 시대, 면역이 왜 중요한가?

현대인은 전보다 과학이 발달하고 의학 기술이 한 차원 높아진 세상에서 살고 있지만 끊임없이 질병을 앓고 있다고 해도 과언이 아니다. 의약품 가짓수가 많아진 것은 그만큼 질병의 숫자가 많아졌기 때문이다. 이런 현대 의학이 신의 영역을 넘나드는 것처럼 보일 때도 있다. 평균 수명이 환갑을 넘기기 어려웠던 때도 있었지만, 지금은 앞으로 무난히 100세까지 살 거라고들 할 만큼 과학과 의술은 진보했다.

그럼에도 불구하고 장수의 기적을 이룬 인류에게 응당한 대가를 치르게 하려는 듯 많은 난치병이 생겨났다. 장수하는 사람이 있는 반면, 처절하게 투병하며 삶을 소진해야 하는 이들이 있다. 태어난 순간부터 평생 고통의 시간을 보내야 하는 이들의 모습을 모른 척하기란 쉽지 않다. 곧 우리들의 모습이 될 수 있기 때문이다.

아이나 노인은 성인보다 면역력이 약하다. 아이들은 몸 안에 충분히 면역력을 축적시킬 만큼 세상의 질병에 대한 정보를 얻지 못했기 때문이다. 노인의 경우는 노화로 인해 체력이 떨어지고 신체 기능이 약해진 탓이 크다. 질병에 대한 정보가 몸 안에 있지만 제대로 반응하여 싸워 이기기 힘든 상태다. 당연히 잔병이 많고 치유하는 시간도 젊었을 때보다 길다.

많은 이들이 말하기를 '면역력이 강하면 암도 이길 수 있다'고 한다. 그럴 수 있을까? 결론부터 말하자면 나의 대답은 '그렇다'이다. 면역력은 나의 몸이 가진 '스스로 치유하는 힘'이다. 같은 감기를 앓아도 누구는 하루 휴식으로 거뜬히 치유되고, 누구는 감기를 모르고 환절기를 지난다. 그런가 하면 또 어떤 이는 감기란 감기는 하나도 빼놓지 않고 앓는 이가 있다.

늘어난 수명만큼 건강하게 살고 싶다면 면역력에 대해 알아야 할 필요가 있다. 건강한 삶은 약이나 의학 기술에 의존하기보다 우리 몸이 갖고 있는 자연 치유력에 더 많이 영향을 받는다.

이러한 중요성이 점점 공개적으로 대두되고 있고, 발 빠른 현대인은 자신의 면역력을 높이기 위해 실생활에서 다양한 변화를 시도한다. 꾸준히 운동을 하려 노력하고, 스트레스를 줄이기 위해 안간힘을 쓴다. 몸에 좋다는 음식은 꼭꼭 챙겨 먹는 것이 유행이 되기도 했다. 모두 내 몸이 질병과의 전쟁에서 똑 부러지게 싸워 이길 수 있도록 힘을 기르기 위한 노력들이다.

'100세 시대'라고들 한다. 우리의 수명이 늘어 100세, 혹은 200세를 살게 되었다고 한들 건강하지 않다면 그것이 무슨 의미가 있겠는가. 건강하게 삶을 살았을 때 진정 '잘살았다'고 할 수 있지 않을까?

무병장수의 꿈, 면역에 달렸다

원시 시대의 인류는 맨발로 땅을 밟으며 불편한 의복을 입는 대신 맨몸으로 햇빛과 바람을 견뎌냈다. 까맣게 그을린 피부는 모기도 뚫지 못할 것처럼 단단했다. 불을 이용했지만 그들이 먹는 음식에는 화학 약품이 전혀 들어 있지 않았다. 염분이 들어 있거나 들어 있지 않거나 하는 정도였다.

21세기를 살고 있는 우리는 음식을 오래 보관할 목적으로 약품이나 약제를 사용하고, 보기 좋게 하려고 색소와 같은 화학 약품을 쓰고 있다. 몸을 보호할 목적으로 입는 의복이 피부를 하얗게 만들어간다. 의복도 천연 섬유가 아닌 화학 섬유로 만든 것이

더 많다. 하얀 피부에 대한 인간의 열망, 특히 여성들의 열망은
그야말로 대단하다. 우리 중 누구도 '눈부시게 하얀 피부'라는
화장품 광고 카피를 모르는 사람은 없을 것이다.

이처럼 삶의 환경이 좋아졌다는 것은 불편한 자극이 넘치던
환경에서 벗어나 안락해졌다는 것을 의미한다. 그리고 그것은
또한 자극이 덜한 환경에서 살아가다 보니 갑작스러운 자극에
우리의 몸이 쉽게 대처하지 못하고 투병하게 되는 연약한 삶을
살게 되었다는 뜻이기도 하다. 우리는 입으로는 '건강'을 외치
면서도 스스로 '연약한 삶'에 다가갔는지도 모른다.

어쨌거나 우리는 원시 시대의 삶이 아닌 현대 사회의 안락한
삶을 살아가면서 점점 더 많은 질병에 노출되었으며 자연 치유
력을 잃어가고 있다. 그렇다고 문명의 혜택을 버리고 원시 시대
로 돌아갈 수도 없고, 그럴 필요도 없다. 인류는 늘 지혜로우며 어
떠한 위기에도 적응하여 살아남은 강한 생명체이기 때문이다.

어떤 시대를 막론하고 인류는 언제나 무병장수를 기원해왔
다. 언제나 잘 먹고 잘사는 법이 중요했다는 의미다. 건강하게
나이 든 노인들이 이구동성으로 말하는 것이 '잘 먹고 잘살고 있
어서'이지 않던가.

어떤 사람이 잘 먹고 잘산다는 것은 그 사람의 몸에 힘이 있다

는 뜻과 같다. 병을 이겨낼 수 있는 힘, 또한 병과 우리 몸의 면역
체계가 길고 지루한 싸움을 벌이고 있을 때 버텨낼 힘을 말한다.

게다가 현대 사회를 살아가는 우리는 우리 몸에 관심을 가져
야 할 의무가 있다. 왜냐하면 더 이상 의술만으로는 건강을 유지
하기 힘들어졌기 때문이다. 일단 어디가 아프면 효과가 좋은 약
을 쓰게 마련인데, 이처럼 효과가 강한 약은 우리 몸에도 치명적
이어서, 빈대 잡자고 초가삼간 태우는 경우가 있음을 우리도 알
고 있다. 반면 감기 바이러스 같은 것도 점점 강해진다. 항생제
가 듣지 않는 슈퍼 바이러스까지 생겨나 그 치료법이 개발될 때
까지 계속 우리를 위협한다.

앞에서도 말했지만 우리 인간이 현대 사회의 환경과 질병에
적응하며 강해져왔듯, 바이러스나 세균 또한 이 세상에 적응하
며 길들여지는 진화의 과정을 겪었다. 이 끝을 알 수 없는 싸움
은 우리 몸이 더 강해졌을 때에야 비로소 끝을 볼 것이다. 새로
운 질병이 나타나면 그것을 이겨내고 내 몸 안에 면역이라는 데
이터베이스를 만들어 두게 된다. 내 몸의 방어 시스템이 생기는
것이고 그 방어 시스템이 점점 더 똑똑해지는 것이다.

우리 몸의 방어 시스템이 잘 가동하도록 우리 몸을 튼튼하게
해야 하는데, 그러려면 꾸준히 운동하고 올바른 생활 습관을 실

천해야 한다. 그러면 질병과 요란한 전쟁을 치를 때 겪는 고열과 근육통 같은 증상을 버텨낼 체력을 우리 신체가 알아서 안배하게 된다.

100세 시대에, 건강한 몸으로 노후를 맞아 편안하고 안락한 삶을 영위하다 생을 마칠 것인가, 아니면 지금처럼 아프면 병원에 가고 약을 먹으면 된다는 생각으로 살아갈 것인가. 선택은 자기 몫이다. 그러나 준비한 사람만이 건강한 삶을 살 수 있다는 사실은 분명하다.

"평소 병원에 가본 적도 없을 만큼 건강했는데 갑자기 암이라니…."

나는 이런 말을 썩 좋아하지 않는다. 병원이 단순히 '병을 치료하는 곳'이라는 생각은 이제 버려야 한다. 병원은 내 건강에 도움을 주고 조언해줄 수 있는 곳이다. 아플 때 증상을 완화시키는 대증 요법적인 처방만 하는 곳이 아닌, 아프지 않도록 미리 질병을 예방하고 그럴 수 있도록 이끌어주는 곳이 병원이다. 물론 병원은 병을 치료하는 역할도 해야겠지만, 건강을 관리해주는 역할이 더 우선시되어야 하지 않을까?

그러므로 병원과 친해져야 한다. 병원은 평소의 건강 상태를 점검하고 더 좋은 상태로 끌어올릴 조언을 받을 수 있는 곳이다.

주기적인 건강 검진과 상담을 통해 여러분의 몸에 힘을 기르는 데 도움을 주는 사람으로서, 나와 같은 의사들이 제 역할을 해야 한다고 믿는다. 그것이 내가 가진 의사로서의 소명 의식일 수도 있다. 하지만 분명한 것은 우리가 우리의 몸에 관심을 갖고 건강해지려 노력한다면 '만수무강'의 길이 그리 어렵지 않다는 사실이다.

내 몸을 지켜주는
면역력 바로 알기

면역, 내 몸은 내가 지킨다

사람들은 암을 이겨냈다는 사람들의 이야기를 들으면, 대개 믿지 못할 만큼 놀라면서도 그 노력이 얼마나 힘겨웠을까를 떠올리며 감탄하기도 한다. 심지어 말기 암 환자가 항암 치료를 거부하고 자연으로 돌아가 스스로의 노력만으로 생명을 연장시켰다는 꿈같은 영웅담을 들을 때는 기적이라는 말 말고는 달리 표현할 말이 없다. 이들에게 공통점이 있다면 운동부터 식이 습관까지 하나부터 열까지 모두 바꾸고 자연에 더 가까이 다가가는 삶을 살았다는 것이다.

그들이 이구동성으로 말하는 것은 체력을 높여 자연 치유력을 강화해야 한다는 것이다. 즉 여기에 빠질 수 없는 것이 바로 면역력이다. 그들은 면역력을 높여야 질병에 걸렸을 때 약에 의존하지 않고도 자연 치유할 수 있다고 굳게 믿고 있고 또 그렇게 주장한다.

암을 이겨낸 환자들의 무용담 같은 이야기와 주장을 접하면 의사인 나로서는 생각이 많아질 수밖에 없다. 정말 그들은 현대 의학의 도움 없이 자연 치유력, 면역력만으로 암을 이겨낸 것일까? 면역력의 정체, 자연 치유의 힘에 대해 의사인 나조차도 너무 모르고 있는 것은 아닐까? 한편으로는 걱정이 생기는 것도 사실이다. 의학적 도움 없이 말기 암이 치유된다는 것은 거의 기적이나 마찬가지다. 모든 말기 암 환자가 기적을 바라고 따라 하지만 성공에 이르는 사람은 드물다. 현대 의학에 빈틈이 있다는 것을 인정하면서도, 의학이 등한시되는 것은 우려스러울 만큼 위험한 일이다.

엄밀히 말하자면 면역력은 예방하는 능력에 가깝다. 그리고 무언가에 감염되었더라도 초기 감염 증상이 나타날 때 병원균과 싸워 이겨내려 하지만, 모든 질병을 면역력만으로 이겨내는 것은 사실상 불가능하다. 모든 질병이 '감염'으로 발병되는 것은 아니며, 일례로 정신질환의 경우는 면역력과 전혀 무관하다. 또 면역력은 몸에 침입한 외부 인자(항원)에 대한 기록이 몸 안에 있을 때에야 비로소 제대로 작동된다. 외부 인자에 대한 정보가 없으면 침입한 이물질에 대한 방어 차원의 전투를 시작할 뿐이다. 이것이 병원균에 대한 1차 면역 반응이다. 항원에 대한 정보를 가지고 항체를 형성하기 시작한다면 이것이 2차 면역 반응이다.

병을 일으키는 원인균이 우리 몸을 공격해오고 우리 몸이 심하게 앓다 치유한다면 그것은 면역력의 승리이다. 이렇게 거쳐간 병원균은 우리 몸에 정보를 남기고 그 정보가 저장되어 다시 감염에 노출되어도 발병을 막는다. 더 똑똑하고 영악한 병원균은 정체를 바꾸거나 변신하면서 우리 몸이 기억하고 있는 보안 시스템과 무관하게 활동한다. 강도가 택배 배달원으로 위장하여 우리 현관문을 두드리는 것과 같다. 택배가 왔다고 해서 순진하게 문을 열어줬더니 강도였고, 이처럼 당하지 않으려고 택배 올 일 없으므로 물러가라 하니 도시가스 검침원이라며 우리를 속이는 것처럼 말이다. 우리는 이처럼 평생 병원균과 싸우며 살아간다.

'면역력'이라는 우리 몸의 보안 시스템을 잘 알아둔다면 앞으로 어떤 상황에서도 '내 몸은 내가 지킨다'는 마음으로 노력할 수 있을 것이다.

우리 몸에 침입하는 불청객 '항원'

크리스마스만 되면 TV 프로그램 편성에 빠지지 않는 영화가 있다. 금발 머리의 개구쟁이 소년 맥컬리 컬킨이 등장하는 〈나 홀로 집에〉이다. 집에 홀로 남은 개구쟁이의 통쾌하고 앙증맞은 모험을 가지고 면역(免疫, immunity)에 대해 설명해보겠다.

크리스마스 맞이 가족 여행에서 어린 소년이 홀로 낙오되었다. 그토록 어린 소년이 홀로 크리스마스를 보내다니, 보는 우리는 가슴을 졸이지만 소년은 외려 즐거운 비명을 지른다. 추운 겨울, 혹독한 날씨를 견뎌야 하지만 그나마 편안하고 안전한 집이 있으니 됐고, 엄마의 잔소리를 듣지 않아도 되고 형의 괴롭힘이 없으니 좋기만 하다. 그 큰 집은 소년에게 마치 천국과 같았을지도 모른다.

'집'이라는 곳은 우리가 안락하게 쉴 수 있는 공간이자 외부의 환경이나 영향으로부터 우리를 보호하는 역할을 한다. 비가 오거나 바람이 불거나 눈이 와도 집 안에 있으면 안전하다. 집의 역할은 기본적으로 우리가 집 안에서 무엇을 하든 상관없이 외부로부터 우리를 보호해주는 것이다. 또 빗장만 단단히 걸어두면 강도나 도둑으로부터 우리 자신을, 집을 지킬 수 있다. 혹시 밖에서 폭동이 일어난다 해도 집 안에 있으면 어느 정도까지는 안전을 보장받을 수 있다.

집과 마찬가지로, 면역은 우리 몸에 침입하거나 영향을 끼치려는 외부 인자를 막아내는 기능을 한다. 비, 바람, 추위와 더위, 폭동 등이 집 안의 우리에게 가해지는 외부 자극이라면, 병원 미생물 또는 그 생성물, 꽃가루, 음식물, 화학 물질, 약, 동물의 변 등은 면역력이 있든 없든 우리 몸을 자극하는 것들이다.

이처럼 우리 몸을 자극하는 이 외부 인자를 일컬어 '항원(抗原, antigen)'이라고 한다. 이 항원에 대항하려는 것이 우리 몸의 '면역'이 하는 일이다. 영어 antigen은 라틴어로 '역병을 이겨낸다'는 뜻의 'immunitas'에 어원을 두고 있다. 우리 몸에서 만들어지는 변종 세포의 하나인 암세포도 우리 스스로를 망치기 때문에 하나의 항원으로 인정되며, 면역 기능은 암에 대해서도 같이 작용한다.

타고난 '자연면역'과 후천적으로 생겨난 '획득면역'

"저 애는 태어날 때부터 튼튼했어. 잔병치레도 하지 않았고 감기 한 번 걸린 적이 없었다니까. 완전 천하장사야, 천하장사."

아이가 이처럼 타고나기를 건강하면 부모의 마음은 얼마나 든든할까. 반대로 허약 체질로 태어난 아이를 둔 부모의 마음은 어떨까.

"날 때부터 약골이라서 감기란 감기는 한 번도 거른 적이 없어요. 환절기에는 특히 조심하고 또 조심하는데도 별 소용이 없네요."

허구한 날 잔병을 달고 사는 자녀를 둔 부모의 마음은 속이 탈 수밖에 없다.

그런데 '타고난 건강 체질'이라는 말은 맞는 말일까? 아무리 건강한 체질이라고 해도 모든 질병을 피해갈 수는 없다. 하지만 결과만 놓고 보면 상대적일 수 있으니 영 틀린 말은 아니다.

사람뿐만 아니라 동물도 태어날 때부터 낯선 항원, 특정 외부 인자들로부터 스스로를 보호할 저항성을 갖는다. 이것이 바로 '자연면역(自然免疫, natural immunity)'이다. 나는 이것을 생명체가 탄생 순간에 받는 축복이자 선물이라고 말하고 싶다. 태어날 때부터 유전적 이유로 항원에 저항성을 가지므로, 처음 겪는 낯선 환경에서도 생명에 위협을 받지 않으니 말이다.

만약 이런 기본적인 저항성을 갖고 있지 않다면 어찌 될까? 우리가 아주 기본적인 면역력도 갖지 못한 채 태어난다면 과연 살아남을 수 있을까? 아마도 백일을 넘기기 힘들 것이고, 돌잔치를 하기 전에 죽음을 맞이할지도 모른다. 공기 중의 미세한 세균이나 바이러스에만 접촉해도 감염되어 감기부터 더 큰 질병까지 발병할지 모른다.

감기는 약을 먹지 않고도 몸을 따뜻하고 청결하게 유지하며 휴식을 취하는 것으로 자연 치유될 때가 있다. 어디까지나 기본적인 면역력을 가질 때 얘기다. 체력을 보강하면서, 감기 바이러스를 잡아먹을 항체들(면역력)이 움직이느라 수반되는 증상, 즉 고열과 기침 같은 것들을 견뎌내면 된다. 면역력이 없다면 이런 증상을 이겨내지 못해서 결국 감기로 죽을 수도 있다. 비슷한 예로 사스나 메르스, 신종 플루 같은 것들이 있다. 우리는 이것들에 대해 어떤 저항성도 갖고 있지 못했고, 마땅한 치료제를 찾기 전까지 제대로 손도 못 써보고 안타깝게 죽어가는 경우를 지켜봐야만 했다. 그런 뒤에야 치료제가 나오고, 감염 경로를 차단해 더 큰 희생을 줄여갔다.

그런데 바이러스도 우리 인간처럼 계속 진화를 거듭한다. 사스와 신종 플루 말고도 메르스라는 코로나바이러스가 2015년 대한민국을 공포에 휩싸이게 하지 않았던가. 코로나바이러스는 천 가지, 만 가지의 얼굴을 한다. 그 때문에 완벽한 예방이 불가능하다는 게 정설이다. 그래 봤자 감기 바이러스일 뿐인데도 우리 몸 안에 기록된 정보나 맞서 싸울 저항성이 없기 때문에 목숨이 좌지우지하는 위기 상황까지 내몰렸던 것이다.

지금까지 살펴본 대로 자연면역은 매우 중요하지만 그것만으로 완벽하게 우리 몸을 보호할 수는 없다. 태어난 이후의 후천적 영향과 경험을 통해 좀 더 많은 항원들에 대한 저항성을 갖는 것을 후천성 면역 혹은 획득면역(獲得免疫, acquired immunity)이라고 한다. 획득면역이 활성화되기까지 우리 몸을 지켜주는 최후 방어선이 바로 자연면역이다.

자연면역이 무엇인지 알 수 있는 예를 들면, 개과 동물들이 앓는 홍역(디스템퍼)과 인간이 앓는 홍역을 비교하는 것이다. 개과 동물의 홍역은 인간에게 전염되지 않으며, 인간의 홍역이 개과 동물에게 전염되지 않는다. 두 개의 종이 같은 질병에 걸리지는 않는다. 왜냐하면 각각의 종이 다른 저항력을 갖고 있기 때문이다.

자연면역의 또 다른 예는 바로 획득면역이다. 우리 몸에 침입

	감기	인플루엔자(독감, 유행성 감기)	신종플루
원인	200여종의 바이러스	인플루엔자 A(H1N1, H3N2), 인플루엔자 B 바이러스 등	신종 인플루엔자 A(H1N1) 바이러스
잠복기	1~4일	1~7일	1~7일
증상	두통, 미열, 콧물, 코막힘, 기침, 재채기, 인후통	두통, 근육통, 고열, 콧물, 오한, 기침, 인후통, 호흡곤란, 관절통, 구토, 설사, 피로감	두통, 근육통, 고열, 콧물, 오한, 기침, 인후통, 호흡곤란, 관절통, 구토, 설사, 피로감
예방	청결 유지, 비타민 C 섭취, 습도 유지	청결 유지, 발열 및 호흡기 질환 환자 피하기, 예방 백신 접종	청결 유지, 발열 및 호흡기 질환 환자 피하기, 예방 백신 접종

한 항원을 통해 감염증을 앓을 경우 우리 몸은 이런 학습을 통해 저항성을 갖게 되어 재감염되는 일이 없다. 홍역이나 수두, 마마 등이 그 예이다.

인플루엔자(독감) 예방을 위해 백신을 접종하는 것은 인위적으로 미리 병을 경험하게 하고 몸 안에서 스스로 면역력을 만들게 하는 과정이다. 우리 몸이 스스로 저항력을 키울 수 있도록 하는 것이다. 그런데 우리가 면역력을 키우기 위해 노력하는 것처럼 항원들도 가만있지는 않는다. 우리는 그저 그것들을 막기 위해 발 빠르게 대항할 방법을 찾는 노력을 하고 있을 뿐이다. 면역력을 높여 체력을 보강하는 것이 우리가 스스로 할 수 있는 유일한 대비책이다.

자연면역의 세 번째 예는 '수동면역'이다. 수동면역은 우리가 잘 아는 것인데, 바로 엄마로부터 항체를 물려받는 것이다. 건강한 엄마는 다양한 항원에 대한 항체를 갖고 있다. 임신 중에는 태반을 통해 태아가 이를 물려받는다. 또한 처음 분비되는 '초유'에는 훌륭한 면역 기능을 갖춘 항체가 포함되어 있어 질병으로부터 신생아를 보호하는 중대한 역할을 한다. 자연면역의 형태가 이러하니 태어나 처음 받는 선물이자 축복이라는 말을 어떻게 하지 않을 수 있을까.

내 몸을 지키는 소리 없는 아우성, 면역 반응

"이런 아메바 같은 놈…."

너무 단순해서 싱거운 사람을 단세포라고 놀릴 때가 있다. 아무 생각이 없는 것처럼 지극히 단순한 특성을 원생동물이자 단세포인 아메바에 비유한 것이다. 그런데 알고 보면 아메바의 이 단순함이 우리 몸을 지켜내는 면역력의 기초가 된다. 아메바처럼 움직이는(아메바운동) 백혈구들 덕분이다.

"무균실로 이동할 겁니다. 백혈구 수치가 심각하게 떨어져서 감염으로부터 보호받아야 해요."

TV 드라마나 영화에 종종 백혈병 환자가 나온다. 그가 주인 공이건 아니건, 남자이건 여자이건 상관없다. 그는 골수 이식을 기다리며 투명한 비닐이 차양처럼 드리워진 침상에 누워 핏기 없는 창백한 얼굴로 투병하는 연기를 한다.

의도한 바는 아니겠지만, '핏기 없는 창백한 얼굴로 불치의 병을 앓는' 그 모습 덕분에 우리가 확실히 알게 된 건 '백혈구가 감소하면 면역력이 떨어진다'는 것이다. 더불어 '백혈구가 나쁜 균을 잡아먹는다'는 것 정도는 알게 되었고, '백혈구가 우리 몸 을 지켜준다'는 것도 알게 되었다.

그렇다면 백혈구는 어떤 식으로 우리 몸을 지킬까? 얼마나 똑 똑하길래 나쁜 균을 먼저 알아보고 잡는 것일까?

생명 현상에는 참으로 신기하고도 놀라운 것들이 많다. 특히 우리 몸에 이상이 생겼을 때 스스로 본래의 건강한 상태로 회복 해나가는 과정이 그러하다. 다쳐서 상처가 생겨 피가 흐르면 흉 터가 남지만 아물면서 새살이 돋는다. 뼈가 부러졌을 때도 잘 맞 춰주면 다시 붙어 본래의 형태를 갖출 수 있다. 이겨낼 수 있는 상처라면 스스로 치유하고 재생하는 놀라운 기적이 매일매일 우리 몸 안에서 일어난다.

이런 회복과 치유의 중심에 '백혈구' 세포가 있다. 백혈구는 적혈구, 혈소판과 함께 혈액 세포를 구성하는 요소로, 감염성 질환과 외부 항원 인자들의 공격에 대항해 우리 몸을 보호한다. 백혈구는 혈액과 조직에서 이물질을 잡아먹고 항체를 형성하면서 감염에 저항한다. 따라서 혈중 백혈구 수치가 어떠한지 살피면 우리 몸의 면역 상태나 감염 여부를 알 수 있다.

골수에 존재하는 조혈모세포가 증식과 분화를 통해 혈액 세포를 만드는데, 백혈병 환우들이 받는 골수 이식은 바로 이 조혈모세포를 이식받는 것이다. 조혈모세포는 백혈구, 적혈구와 혈소판 등 혈액 세포를 만들어내므로 떨어진 혈중 백혈구 수치를 정상으로 돌아오게 할 수 있다. 혈중 백혈구 수치가 정상으로 돌아오면 면역력이 높아져 병이 나을 수 있다.

나라를 지키는 군대가 육 · 해 · 공군으로 나뉘어 제 역할을 수행하듯 백혈구 또한 저마다의 역할이 분담된 군대를 거느린다. 백혈구에는 과립구(顆粒球, 과립 백혈구), 단핵구(單核球), 림프구가 있다. 백혈구는 크게 대식 세포(탐식 세포)와 면역 세포로 나뉘는데, 과립구와 단핵구가 대식 세포이고, 림프구가 면역 세포이다.

과립구는 백혈구 중에서도 주요한 세포로서, 다시 세 가지로 나뉜다. 호중구(好中球, 호중성 백혈구), 호산구(好酸球), 호염기구(好鹽基球)이다. 호중구는 대개의 박테리아나 진균 감염을 막는다. 또 우리 몸에 염증이 생겼을 때 제일 먼저 출동하여 전투를 시작하는 것이 바로 호중구다. 이들이 외부 침입자를 물리치는 전투를 치르는 과정에서 고름이 생겨난다.

호산구는 기생충에 감염되었을 때나 꽃가루나 먼지, 음식 등의 외부 인자로 인한 알레르기 반응에 관여한다. 그리고 호산구가 외부 항원을 침입자로 간주하고 알레르기 반응을 일으키면, 호염기구가 히스타민을 분비시키고 염증을 일으킨다. 슬슬 가려움증이 느껴지면 항히스타민제를 복용하게 된다.

단핵구는 호중구와 마찬가지로 침입자를 체내에 받아들여 먹어치우는 식균 작용(식세포 작용, 탐식 작용)을 한다. 주목해야 할 점은 본격적인 면역 반응을 일으키는 림프구의 역할이다. 림프구는 외부 항원에 대항하는 항체를 생산하고(B림프구), 감염된 세포들을 직접 공격하여 면역 반응을 일으킨다(T림프구). 특히, 특정한 신호를 보내오는 비정상적인 세포(감염된 세포나 암과 같은 종양 세포)를 직접 죽이는 기능을 가진 살상 세포도 림프구에 해당된다.

T세포의 활약과 면역 세포들

이처럼 우리 몸에는 외부 침입자인 항원을 공격하고 막아내는 역할을 하는 림프 세포(림프구)들이 존재하는데, 특히 림프구에서 면역에 관여하는 세포로 T세포와 B세포가 있다. 면역 세포는 서로 비슷한 역할을 하는 것 같아 보여도 종류도 다르고 역할도 조금씩 다르다.

대식 세포는 타원형의 아메바와 비슷하게 생긴 대형 세포다. 침입자인 세균이나 기타 항원들을 발견하면 잡아서 몸 안으로 끌어들이고 소화시킨다. 그러고 이렇게 잡아먹은 항원에 대한 면역 정보를 림프 세포에 전달한다.

외부의 세균과 같은 항원이 들어왔을 때 대식 세포는 침입자에 대한 정보를 T세포에 전달한다. T세포는 보통 네 가지, 즉 킬러, 도움, 조절, 기억 세포로 나뉘지만 면역과 관련해서 가장 크게 활약하는 것은 킬러 T세포(killer-T-cells)이다. 킬러 T세포는 항원을 쫓아가 공격하고 파괴하는 등 직접 행동에 나선다. 이 때 B세포는 항체를 분비하여 항원의 활성을 저해한다.

즉, 우리 몸의 보안 체계와 방어 시스템은 항원이라는 침입자가 발생하면 대식 세포(탐식 세포)가 경보를 울린다. 이 경보를 통해 침입 사실을 알게 된 T세포는 B세포에게 침입자로 인한 피해를 막을 항체를 만들도록 하며, 이때 킬러 T세포들이 항원을 파괴하고 제거한다.

T세포와 B세포의 협력으로 우리 몸은 외부의 침입 인자로부터 스스로를 지켜낼 수 있다.

몸에서 열이 나거나 상처에 고름이 맺힌다거나 기침이 시작되고 가래가 끓는 등 우리 몸에서 나타나는 모든 증상들은 알고 보면, 우리 몸의 면역 세포들이 병균과 싸우고 있다는 증거이다.

메르스, 7개월간의 전쟁을 치르고 나서

메르스는 2015년 5월 20일 최초 국내 확진 환자가 발생한 것을 시작으로 12월 23일 보건 당국이 공식적으로 종식 선언을 하기까지 약 7개월간 우리 사회 전반을 혼란에 빠트리면서 사회 기능을 완전히 마비시켰다. 감염자 186명, 사망자 38명, 격리자 1만 6,725명이라는 치욕스러운 숫자로, 우리나라는 사우디아라비아에 이어 세계 2위의 메르스 발병국이라는 오명을 입게 되었다.

뒤이어 메르스 환자를 치료, 진료, 격리 하거나 병동을 폐쇄한 의료 기관 233개소에 1,781억 원 규모의 손실 보상금을 지급하겠다는 보건복지부 발표가 있었다. 끝까지 가장 많이 피해를 입은 삼성서울병원의 손실 규모가 1,600억 원 정도라고 하니, 메르스 방역 실패로 우리 사회 전체가 입은 손실 규모는 가히 천문학적 수준에 달할 것이다.

그런데 잘 살펴보면 처음 확진 환자가 나온 병원의 입원 환자 모두가 메르스에 감염된 것이 아니고, 또 삼성서울병원 응급실을 다녀간 이들 모두가 감염된 것도 아니다. 50, 60대 환자 가운데는 기저 질환을 갖고 있는데도 메르스를 극복하고 완치된 경우도 있고 기저 질환이 없는데 사망한 경우도 있다.

또 처음 예상과 달리 확진자 3명 가운데 1명은 40대 이하로, 비교적 별다른 질병 없이 건강했던 사람들이었다. 여기에 의사, 간호사, 구급차 이송 요원도 포함된다. 왜 그런 걸까? 바이러스에 감염되면 생성되는 면역 세포 사이토카인(cytokine)이 바이러스와 정상 세포를 구분하지 못하고 공격하기 때문이다. 신장이나 콩팥, 폐 등이 기능을 못하면 죽게 되는데, 사이토카인이 이들 장기를 집중적으로 공격하기 때문에 갑자기 그 기능이 떨어지면서 사망에 이르렀던 것이다.

최근 중남미 지역에 퍼지고 있는 지카(Zika) 바이러스에 대해 세계보건기구가 국제 보건 비상 사태를 선포했다. 국제 보건 비상 사태는 에볼라 이후 두 번째인데, 특히 브라질 올림픽을 앞두고 지카(Zika) 바이러스가 세계적으로 대유행할 조짐이 보였으므로 신속히 조기 대응을 하자는 뜻에서였다. 지카 바이러스는 뎅기열을 유발하는 플라비 바이러스(Flavivirus)의 일종으로 이집트숲모기가 전염시킨다고 알려져 있다. 우리나라의 흰줄숲모기가 비슷한 종이어서 만약 우리나라에 전염자가 들어오고 흰줄숲모기가 이를 전파하기 시작하면 우리나라에도 유행할 가능성이 있다.

이 모기에 물렸을 때는 충분히 쉬고 충분히 수분을 섭취하면 된다. 그런데 이 모기에 물린 임산부의 경우 소두증 아이가 태어날 확률이 높다고 알려져 있다. 소두증에 걸린 태아는 임신 중에 사망하거나 출산 후에 사망할 확률이 굉장히 높다. 살아난다 해도 지적 장애, 뇌성 마비, 시각이나 청각 장애를 안고 살아간다. 아직까지 치료 약물이 발견되지 않았으며 백신도 없으니 지금으로서는 모기에 물리지 않는 것이 최선이다.

메르스와 마찬가지로, 소두증 신생아 모두가 모기 물린 산모에게서 태어나는 것은 아니다. 물론 여성들, 특히 임신 가능성이 있는 여성들은 모기 퇴치 등을 통해 감염을 예방하는 것이 좋다. 결국 지카 바이러스에 대해서는 어떤 식으로 우리 몸의 면역력을 높일지, 그리고 어떻게 계속 유지할지가 관건이다.

마지막으로 이런 감염병들은 완치 환자에게 트라우마를 남긴다는 점을 잊지 말자. 메르스는 가족 감염이 많았고, 환자 스스로가 피해자이면서 또 다른 사람을 감염시킨 가해자란 사실에 심리적으로 견디기 힘들었다. 또 이것이 사회적인 낙인이 되기도 했다. 코호트 격리됐던 간호사의 일기를 통해 얼마나 어렵고 힘든 시간을 보냈는지 알 수 있었으므로 사회적으로 보다 세심한 배려가 필요하다.

2장

스트레스는 사실 우리가 살아가는 데 꼭 필요하다. 스트레스는 성장의
밑거름이므로 스트레스 없이는 비전도 없다. 스트레스를 당당히 받아들이고
도전적으로 살아야 한다.

내 몸을 지키는
경계경보

호환마마보다 더 무서운 스트레스
과유불급, 면역력의 반란
내 몸의 면역 체계가 보내는 신호를 들어라

호환마마보다 더 무서운
스트레스

우리가 가장 많이 쓰는 외래어 스트레스

살아 있는 생명체라면 그것이 식물이건 동물이건 절대로 피할 수 없는 것이 있다. 바로 스트레스다. 따지고 보면 사람은 태어난 순간부터 스트레스를 받으며 살아간다. 어쩌면 스트레스로부터 완전히 자유로워지는 시점이 '죽음'일지도 모르겠다.

예전에 '살짝 미치면 인생이 즐겁다'라는 제목의 책이 있었다. 처음엔 이 말을 단순한 우스개로만 생각했었는데, 곰곰 생각해보니 아주 크게 틀린 말은 아닌 것 같다. '살짝 미친다'는 의미가 현실에서 좀 벗어나 기분 전환한다는 것에 있으니 말이다. 미친다는 것이 실제 의학적 소견이건, 예민한 긴장 상태를 풀고 좀 둔감해지는 것이건 상관없이, 결국 스트레스를 덜 받는 것이 행복의 지름길이라는 깊은 뜻을 가진 것은 분명하다.

이처럼 현대를 살아가는 우리의 삶을 이야기할 때 스트레스를 빼놓을 수가 없다. 어느 통계 자료에 따르면 최근 몇 년간 우리 현대인들이 가장 많이 사용한 외래어가 '스트레스'라고 한다. 그만큼 우리 일상에서 스트레스란 빼놓을 수 없는 현실이다.

스트레스(stress)란 감당하기 어려운 환경에 처할 때 느끼는 심리적 혹은 신체적 긴장 상태를 뜻한다. 생명체가 느끼는 여러 가지 자극과 그로 인한 긴장 상태를 구분할 때도 쓴다. 어원은 라틴어 '팽팽히 죄다', '긴장'이란 뜻의 'stringer'이다.

미국의 생리학자 월터 캐넌(Waltor Canon)은 외부 환경의 변화에도 불구하고 우리 인체는 놀라운 불변성을 유지하는데, 이를 '항상성'이라 불렀다. 그는 생명체가 스트레스를 받았을 때 일어나는 여러 가지 반응을 밝혀냄과 동시에 우리 몸이 생존을 위해 어떤 생리적 변화를 겪는지를 연구했다. 이후 1936년에 캐나다의 내분비학자 한스 셀리에(Hans Selye)가 스트레스 학설을 주창하며 스트레스에 대해 '개인에게 의미 있는 것으로 지각되는 외적, 내적 자극'이라고 보다 구체적으로 정의했고, 현재 우리가 흔히 이야기하는 '스트레스'의 의미로 정착되었다.

하지만 아직도 스트레스라는 말의 정의는 매우 혼란스럽다. 나를 괴롭히는 모든 것이 스트레스라고 할 수도 있지만 좀 더 구체적으로 표현해야 알아듣기 편하다. 크게 구분하면 육체적 스트레스와 정신적 스트레스로 구분할 수 있고 정신적 스트레스를 쉽게 설명한다면 바로 어떤 사람, 어떤 상황 등을 겪으며 받은 마음의 상처라 할 수 있다. 따라서 예민하거나 감성적인 사람은 상처, 즉 스트레스가 깊고 클 수 있다는 뜻이다.

상처라는 말에는 사라지지 않는다는 의미가 포함되어 있다. 즉 정신적 스트레스는 어떤 일이나 사람을 겪으면서 받은 내 마음의 상처이면서 사라지지 않고 계속 쌓이게 되고 앞으로 죽을 때까지 사라지지 않고 나를 괴롭힐 수 있다는 의미이다. 그럼에도 같은 스트레스에 어떤 사람은 아프고 어떤 사람은 아프지 않은 것처럼 설명되지 않는 부분이 있다. 이는 바로 각자 가지고 있는 참을 수 있는 힘의 한계점이 서로 다르기 때문이다.

셀리에는 '스트레스의 과도한 작용이 만병의 근원이 된다'고 주장하면서, 우리가 스트레스를 받는 상태, 즉 우리 몸의 긴장 상태를 세 단계로 구분했다. 첫 번째 단계는 스트레스를 주는 요

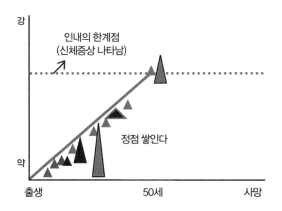

인에 우리 몸이 저항하는 시기다. 대개 처음 스트레스를 받기 시작한 후 48시간 이내에 해당된다. 이때의 우리 몸은 체온과 혈압의 변화를 겪으며, 혈당이 떨어진다거나 혈액이 농축되는 등의 쇼크가 나타난 후 그에 대한 저항이 나타난다.

두 번째 단계는 첫 번째 단계에서 이어진 저항 단계이다. 스트레스를 제공한 요인에 우리 몸이 가장 강한 저항을 보이는 시기이다. 그러나 이 덕분에 다른 스트레스 요인에 대해서는 저항력이 약화된다.

세 번째 단계는 지나친 스트레스 덕분에 우리 몸이 모든 저항력을 잃게 되는 단계를 말한다. 이때의 우리 몸은 무방비 상태에 가깝다. 면역력이 떨어져 질병에 노출되는 등 힘겨운 상태에 빠지게 되고, 이로 인해 죽음에 이를 수도 있다.

셸리에는 우리 몸이 스트레스를 받으면 아드레날린과 여러 호르몬이 생성되고 분비되어 스스로 보호 상태에 들어간다고 했다. 즉, 이런 자극 호르몬이 분비되는 것으로 몸이 긴장하여 위험에 대처하도록 힘과 에너지를 제공하게 된다.

'스트레스'라는 말이 생겨난 것은 고작 100년밖에 되지 않는다. 그러나 그것은 우리가 단어를 만들어 개념을 정립한 시기일 뿐, 살아 있는 존재라면 그 누구도 피할 수 없었던 것이 스트레스라는 것은 너무도 분명할 것이다.

스트레스는 생존 본능이다

대한민국에서 가장 스트레스가 극심하다는 고3 수험생을 보자. 고3 수험생들의 스트레스가 최고조에 달하는 날은 언제일까? 바로 수능 당일일 것이다. 전날 밤부터 잠을 이루기 힘들 것이다. 오늘 밤만 지나면 일생일대의 승부수를 던져야 하니, 가슴이 두근거리고 호흡이 가빠져 한숨이 나올 것이다. 심지어 벌레가 기어가는 소리에도 민감해져 잠이 오기는커녕 정신이 또렷해질 것이다.

"침착해. 긴장하지 말고 침착하게 문제 풀어. 긴장하면 오히려 실수해서 좋지 않아."

이런 말로 수험생을 달래고 또 달랜다. 바짝 긴장한 상태에서 수험생들은 시험지가 뚫어져라 쳐다보며 집중해 문제를 푼다. 그렇게 집중력이 높았던 적이 있었는지 의문이 들 만큼 눈에서 불이라도 뿜을 태세다.

또 예를 들어보자. 어두운 골목길을 지나 집으로 돌아가는 밤. 누군가가 뒤따라오는 듯한 발소리가 들려온다. 버스 정류장부터 이어진 그 발소리의 주인공을 떼어놓으려고 걸음을 빨리해보지만, 덩달아 빨라지는 인기척 때문에 숨이 가빠진다. 자신도 모르게 침을 꼴깍 삼키기도 한다. 가방을 움켜쥔 손이 땀으로 축축해진다. 현기증이 이는지 머리도 어질어질하다. 그러나 신기하게도 눈앞은 또렷하고, 등 뒤에서 전해지는 낯선 이의 시선에 뒤통수가 뜨겁다.

한 발, 두 발…. 상대가 점점 더 가까이 다가온다. 걸음을 더 빨리해보지만 상대방의 걸음이 더 빠른지 도리어 거리가 더 가까워지는 느낌이다. 눈에 보이지 않지만 느낌만으로도 알 수 있다. 이제 팔만 뻗으면 놈이 당신의 어깨를 잡아챌 기세다.

'싸울까 도망갈까(fight or flight).'

짧은 순간, 망설인다. 싸우기로 작정한다. 놈이 바로 등 뒤까지 다가왔다는 확신이 든 순간, 곧장 뒤로 돌아선 당신은 안고 있던 가방을 휘두른다. 갑작스러운 공격에 상대방이 주저앉는 것을 본 당신은 미친 듯이 뛰기 시작한다. 아주 잠깐 공격한 순간에 당신은 알아차린다. 놈이 당신보다 몇 배나 강하다는 것을. 이제 삼십육계 줄행랑만이 살길임을 잘 알고 있다.

비록 허구적인 설정이지만, 이것이 기본적인 스트레스의 실체다. 위험하고 급박한 상황, 즉 스트레스 상황에서 우리 몸이 보여주는 반응(스트레스 반응)은 본능적인 것이다. 우리가 스트레스를 이해하기에 앞서 반드시 알아두어야 할 핵심이기도 하다. 스트레스 반응은 나의 몸이 생존하기 위해 보이는 본능적 반응이다. 즉, 살기 위해 지르는 비명이며 신호이다. 알아차리지 못한다면 죽을 수도 있다.

스트레스가 우리를 서서히 죽이는 만 가지 방법

"아, 긴장했더니 목뒤가 뻣뻣하고 머리가 아프네."

"그러게, 예정에 없이 사장님이 찾아오시니 나도 바짝 긴장했어. 갑자기 아랫배가 당기고 아파서 화장실로 달려갔다니까."

"자네들도 그랬나? 난 아까까진 몰랐는데 지금 속이 너무 쓰리고 아파서 우유라도 마셔야 할 것 같네."

"난 진땀이 나서 속옷이 다 젖었어. 이렇게 스트레스 받다가는 쓰러지는 것 아닌가 모르겠네."

갑작스레 부서로 찾아온 사장님 덕분에 잔뜩 긴장했던 오후, 네 명의 사원이 모여 넋두리를 주고받는다. 스트레스로 인한 이런 증상들을 겪어보지 않은 이는 없을 것이다.

그렇다면 이 상황에서 스트레스의 원인은 무엇일까. 갑자기 방문한 사장님 때문일까? 아니면 사장님의 등장을 예민하게 받아들이는 사람들에게 문제가 있는 걸까?

스트레스의 원인은 크게 두 가지로 나뉜다. 외적 원인과 내적 원인이다. 외적 원인은 말 그대로 시끄러운 소음, 이를테면 층간소음 같은 환경적 요인과 타인과의 관계에서 일어나는 충돌이나 갈등, 사회적 이슈나 사건으로 인한 심리적 압박 등등이다.

내적 원인은 주로 정신적 문제를 말한다. 비관적이고 부정적인 생각, 지나치게 비현실적인 사고방식, 경직된 사고를 갖고 있거나, 마음의 여유가 없는 지나친 완벽주의자부터 심지어 일중독, 일벌레까지, 내면세계에서 스스로를 괴롭히는 경우를 이른다. 같은 상황이라도 크게 긴장하고 압박감을 느끼는 이가 있는 반면 아무렇지도 않고 태연한 사람이 있다.

문제는, 어떤 경우이건 스트레스를 받기 시작하면 나타나는 증상들이다. 앞의 사례에서 보듯 신체적인 증상이 나타나기도 하고, 집중력이 흐려지거나 기억력이 감소되는 등 정신적인 증상이 나타나기도 한다. 또한 스트레스를 지속적으로 받으면 감정적으로도 증상이 나타나기 시작하는데, 극도의 불안감과 우울감 및 좌절감 등이 심해지기도 한다. 또한 이러한 감정적 장애는 행동에도 변화를 가져온다. 손톱을 물어뜯고, 폭음과 폭식을 하게 되고, 격앙된 감정으로 폭력적이 되기도 한다.

한 번쯤 이러한 증상들을 겪어보지 않은 사람은 없을 것이다. 분명 우리가 그리 녹록지 않은 현실을 어렵게 살아내고 있다는 방증일 것이다.

그럼에도 스트레스를 이겨내야 한다는 점은 수십 번 강조해도 지나치지 않다. 스트레스가 서서히 우리 몸을 서서히 점령해 결국 큰 병으로 이어질 수도 있기 때문이다. 대개 중년 이후에 나타나는 고혈압, 당뇨병, 심장병, 위궤양과 위염 등의 성인병은 스트레스와 무관하지 않다.

스트레스를 받으면 우리 몸에서는 '코르티솔(cortisol)'이라는 스트레스 호르몬이 분비된다. 코르티솔은 콩팥의 부신 피질에서 분비되는 호르몬으로, 외부 자극에 맞서 우리 몸이 최대의 에너지를 만들어낼 수 있도록 하는 과정에서 분비되며, 그 과정에서 혈압과 포도당의 수치를 높인다. 코르티솔은 심장을 자극해 혈액을 더 많이 방출하도록 하는데, 이때 맥박과 호흡이 증가하고 혈압이 오른다. 또한 감각 기관을 예민하게 하고 근육을 긴장시키며, 에너지원인 포도당이 뇌로 집중될 수 있도록 한다.

문제는 코르티솔의 분비가 지속될 때이다. 즉, 우리 몸이 지속적으로 스트레스를 받아 만성 스트레스에 시달리게 되면 심각한 문제들이 발생하기 시작한다. 우선 혈압이 올라 고혈압의 위험이 증가하고, 불안하고 초조한 상태가 지속되니 만성 피로와 만성 두통에 시달릴 수도 있다. 흔히 스트레스를 받으면 폭식을 한다고들 하는데, 이 또한 사실이다. 혈중 코르티솔의 수치가 높은 사람은 식욕이 증가하여 체내에 지방을 축적하게 된다. 스트레스가 지속되어 음식을 탐하는 일이 잦아지면 칼로리를 과잉 섭취하게 되므로 비만해지고, 그 폐해는 반복해서 말하지 않아도 건강에 어떤 위험을 불러오는지 익히 잘 알 것이다.

이렇게 만성 스트레스 상태에 이르게 되면 결국 코르티솔의 지속된 분비로 인해 우려했던 일들이 나타나기 시작한다. 바로 면역력의 저하다. 바이러스에 쉽게 감염되어 환절기만 되면 감기 증상이 나타난다. 가볍게 앓고 지나갈 수도 있지만 대개 심한 병치레를 하게 되는 경우가 많다.

여드름, 탈모, 아토피 피부염과 암의 공통점

골수 이식 수술을 받은 백혈병 환우들에게 무척 특별한 날이 있다. 바로 이식 수술을 받은 날이다. 수술받은 날을 새로운 생일로 삼는 사람도 있다고 한다. 누군가로부터 기증받은 골수, 조혈모세포로 새로운 면역 체계를 만들며 새롭게 태어났다는 의미에서다.

골수 이식을 받으면 그 순간 기존의 모든 항체가 백지상태로 돌아간다. 항체가(혈청반응에서 항원혈청의 단위용량에 포함되어 있는 항체량의 측정값)가 0이 되는 것이다. 이 때문에 이식 수술을 받은 날을 새로이 태어난 날로 보고 다시 모든 예방 접종을 시작한다. 갓난아이 시절에 접종했던 홍역, 볼거리, 수두 등등. 모든 것이 새로운 시작이다. 이식 수술을 받는 백혈병 환우의 나이가 스무 살이건 쉰 살이건 상관없다.

마치 바이러스로 먹통이 된 컴퓨터를 포맷한 경우와 크게 다르지 않다. 포맷 후 최적의 상태로 작업할 수 있도록 필요한 프로그램들을 하나씩 재설치하고 새로운 방어 체계를 구축한다. 그래야 다시 컴퓨터 바이러스가 침입하여 소중한 데이터가 망가지는 일이 없다. 또한 컴퓨터의 보안 업데이트도 다시 계속될 것이다. 백신 프로그램도 최신 버전으로 업데이트하여 최신 바이러스와 악성 코드의 침입을 대비한다. 이러한 과정이 이루어지지 않는다면 시스템은 다시 취약한 부분이 드러나고 또다시 감염의 위험에 놓일 수밖에 없다.

골수 이식으로 면역력이 제로인 상태로 돌아간 백혈병 환우는 어떨까? 건강한 사람의 혈액 1마이크로리터(μl) 안에는 4천 개에서 1만 개가량의 백혈구가 있다. 우리 몸이 세균이나 바이러스 등에 감염되면 이 수치가 높아진다. 반대로 이 수치가 정상 이하일 때에는 면역 기능이 현저히 저하된 것으로 보면 된다.

그런데 골수 이식을 받은 환우의 경우 혈중 백혈구 수치가 50~100 정도로 떨어진다. 심지어 이식받은 조직의 거부 반응을 막기 위해 조금이나마 남아 있는 면역력을 억제하는 약물까지 투여받는다. 아무런 외부 항원에도 대항할 수 없는 상태가 되는 것이다. 어떤 경우에는 몸에 곰팡이가 피는 끔찍한 경험을 하기도 한다. 입속에 하얗게 핀 곰팡이를 직접 보면 마치 살아 있는 시체가 된 기분이 든다고 한다.

이렇게 끔찍하고 힘든 과정을 겪고 나서 다시 건강한 면역 시스템을 서서히 구축해간다. 그 길고 지루한 과정을 견디고 버티는 사람만이 불치의 병을 딛고 새 삶을 살게 되며 완치 판정의 기쁨을 누릴 수 있다.

면역력이 제 기능을 못하는 상태인 백혈병을 예로 들었지만, 따지고 보면 우리도 매일 세균이나 바이러스와 전쟁을 치르고 있다. 제대로 잠을 자지 못한 날들이 이어진 어느 날 거울 앞에 선 당신의 얼굴에 뾰루지가 나 곪고 있다면 그것은 면역력이 떨어졌다는 증거다.

청춘의 상징이던 여드름이 성인이 되어서도 꽃피듯 돋아난다면 이는 면역력 저하가 불러온 증상이다. 물론 면역력이 저하된 이유로는 지독한 스트레스가 한몫을 했을 것이다. 거기에 과로가 불러온 만성 피로나 지나친 흡연과 음주 습관 등이 사춘기도 아닌 당신의 얼굴에 여드름 꽃을 피울지도 모른다.

어쩌면 여드름은 깜찍한 반란일 수도 있다. 남성들의 최대 고민인 탈모를 보자. 아침마다 숭덩숭덩 한 움큼씩 빠지는 머리카락과 나날이 속이 훤히 들여다보이는 머리를 확인한다면 더이상 유전적 요인이 아닌 스트레스로 인한 면역력 저하를 고려해봐야 한다.

사실은 스트레스와 관련 없는 질병이 없을 정도다. 단순한 근육통부터 생명을 위협하는 암까지, 전혀 상관없을 것 같은 탈모와 여드름, 아토피 피부염도 스트레스와 무관하지 않다. 스트레스가 지나쳐 발병하거나, 스트레스 때문에 더욱 증세가 악화되는 등 모든 과정과 치료에 스트레스가 깊이 관련된다.

스트레스는 살아가는 데 꼭 필요한 것

"요즘 피곤해서…."

"최근에 무리해서 일했더니…."

"고민이 많아 한동안 잠을 잘 못 자서…."

육체적이거나 정신적인 스트레스로 피로에 시달리는 현대인들이 흔히 하는 말이다. 몸에 으슬으슬 한기가 드는 오한이 느껴질 때 누가 가르쳐주지 않아도 '내가 요즘 너무 무리해서 몸살이 오는구나' 하고 생각한다면 당신은 스트레스와 면역력에 대해 전혀 모르는 상태는 아니다. 좀 더 건강에 관심을 갖고 건강하게 살아갈 준비가 되어 있는 셈이다.

걱정하는 마음, 염려하는 마음, 열심히 하겠다는 마음과 같이, 당신에게 마음과 생각이 있다는 것만으로도 스트레스는 시작된다. 적당한 긴장감과 압박감이 있어야 우리는 살아낼 용기와 힘을 낸다. 이런 긴장감이 없으면 눈앞에 급박한 상황이 벌어져도 무사안일한 마음으로 마냥 게을러지지 않겠는가.

이렇듯 스트레스가 꼭 나쁜 것만은 아니다. 적절한 스트레스는 적절한 입박감을 느끼게 해 행동하게 만든다. 예를 들어 시험을 앞둔 학생은 공부해야 한다는 압박감을 느끼고 공부를 하게 된다. 직장인은 가족에 대한 책임감이라는 스트레스 덕분에 오늘 하루도 성실하게 일할 수 있는 힘을 얻는다. 다시 말해 스트레스는 생존 본능이다.

다만, 건강하고 평화로운 삶을 영위할 수 있으려면 스트레스를 잘 조절하고 해소할 수 있어야 한다. 먼저 얼마나 스트레스를 받고 있는지, 오른쪽 페이지를 참고하여 자가 진단을 해보자.

스트레스는 사람에 따라 달라서 어떤 사람은 정신적 부담이나 신체 질병으로 고통받지만 어떤 사람은 잘 견뎌내고 즐겁게 살아가기도 한다. 스트레스를 받는 사람은 감성에 따라 같은 사건이나 사고에 의한 감정의 상처가 다르다. 예민한 사람은 작은 충격이나 사건에도 마음의 상처가 커 대처해 나가기가 힘들 수 있다. 따라서 스트레스의 양보다는 개인이 스트레스를 어떻게 받아들이느냐, 어떻게 해소하느냐가 더 중요하다.

스트레스는 어려운 일, 힘든 사건, 무서운 사람을 겪으면서 받는 마음의 상처다. 버릴 수 없는 끝없는 욕심과 누군가와 비교하

스트레스 자가 진단 테스트

* 거의 그렇지 않다/1년에 한 번 = 0점 * 가끔 그렇다/한두 달에 한 번 = 1점
* 자주 그렇다/한 달에 두 번 = 2점

1. 심하게 스트레스 받는 상황을 얼마나 자주 경험하는가? (   )
2. 이유 없이 쉬어도 풀리지 않는 피로를 얼마나 자주 느끼나? (   )
3. 하루 수면 시간이 8시간 이하인가? (   )
4. 하루 대부분의 시간에 불안하거나 우울감을 느끼는가? (   )
5. 하루 대부분의 시간에 분노를 느끼는가? (   )
6. 남을 의식하거나 사회에 적응하기 어렵다고 느낀 적이 있는가? (   )
7. 혼란스러워 어찌할 바를 모르는 경험을 한 적이 있는가? (   )
8. 갑자기 성욕이 감퇴되는 것을 느낀 적이 있는가? (   )
9. 체중이 쉽게 불어나는가? (   )
10. 지속적으로 다이어트를 하고 있는가? (   )
11. 체중을 조절하려는 시도를 얼마나 자주 하는가? (   )
12. 먹는 음식에 집중을 하는 경우가 많이 있는가? (   )
13. 갑자기 탄수화물이 먹고 싶어진 적이 있는가? (   )
14. 기억 장애나 집중력 장애를 얼마나 자주 경험하는가? (   )
15. 긴장성 두통이나 어깨, 목 근육의 긴장을 자주 경험하는가? (   )
16. 장에 가스가 차거나, 트림이 나거나, 신물이 올라오거나, 설사,
    변비와 같은 소화기 증상을 자주 경험하는가? (   )
17. 감기나 몸살에 얼마나 자주 걸리는가? (   )
18. 콜레스테롤 수치가 200 이상인가? (   )
19. 혈당 수치가 100 이상인가? (   )
20. 혈압이 140/90 이상인가? (   )

0~5점: 보통 6~10점: 약간 위험 11~40점: 고위험

는 마음에서 비롯된다. 욕심을 버리고 자신이 부족한 사람이란 걸 인정하는 것에서부터 스트레스를 벗어날 수 있다. 또 감사하는 마음이 부족한 것도 큰 원인이 된다. 일상생활에서부터 감사하는 마음을 갖고 살아가길 바란다.

스트레스는 사실 우리가 살아가는 데 꼭 필요하다. 스트레스는 성장의 밑거름이므로 스트레스 없이는 비전도 없다. 스트레스를 당당히 받아들이고 도전적으로 살아야 한다.

스트레스가 얼마큼 심한지 병원에서 측정하는 방법은 여러 가지가 있다. 설문을 통한 스트레스 지수 검사, 스트레스 호르몬 검사, 염증 지표 검사(만성 염증 HS-CRP 수치 확인), 자율 신경계 기능 검사(자율 신경계의 부조화 확인), 모발 미네랄 검사 등이다.

스트레스를 받아 신체적인 증상이 나타나면 잠시 휴식을 취하자. 머리가 아프다든지, 소화가 안 된다든지, 소변을 자주 보러 간다든지, 여성의 경우 여드름이 난다든지 하는 경우이다. 휴가, 병가를 가져 잠시 스트레스를 피해 가는 것이다. 이런 증상이 나타났는데도 계속 스트레스와 싸우면 몸을 상하게 하는 것이다. 결국 몸과 마음이 다 상해 아주 심각한 병이 될 수도 있다.

혼자서 명상하는 것도 좋다. 스트레칭을 하거나 주기적으로 운동을 하는 것, 안마, 목욕, 지압 모두 도움이 된다. 친구들과 어울려 술을 적당히 마시며 수다를 떠는 것이 도움이 될 수 있다. 수다는 여성들의 전유물 같지만, 남성에게도 필요하다. 또 하나의 방법은 내가 '행복 요법'이라 부르는 것인데, 자신이 하는 일에 의미를 부여하고 그 의미를 느끼며 즐거움을 찾고, 그래서 더욱 그 일에 적극적으로 참여하는 것이다. 봉사 활동을 하더라도, 기부보다는 직접 참여해 육체를 움직이며 같이 즐기는 것이 바로 행복 요법이다.

어떤 의사 분은, 스트레스가 정말 많이 쌓였을 때 큰 소리로 운다고 하던데, 그것도 좋은 방법이다. 남들이 보면 이상할 테니, 자신만의 장소를 찾을 것을 추천한다.

과유불급, 면역력의 반란

오작동을 일으키는 면역 체계

알다시피 팝의 황제 마이클 잭슨은 까만 피부의 흑인이다. 살아생전 공연 도중에 땀으로 지워진 화장 밑으로 듬성듬성 하얀 피부가 드러났다. 얼굴은 이미 얼룩덜룩한 상태였다. 스스로 밝히지는 않았지만 그가 자가 면역 질환인 백반증을 앓았다는 사실은 공공연히 알려진 비밀이었다.

최근에는 캐나다 출신으로 백반증을 앓고 있는 19세 여성이 패션모델로 성공하여 화제가 된 바 있다. 그녀는 백반증으로 얼룩진 피부 때문에 사람들로부터 젖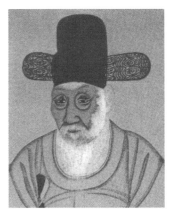
소, 얼룩말이라 불리며 어려서부터
놀림을 받고 자랐다.

백반증은 우리나라에도 있었다.
조선 숙종 때 대사헌을 지낸 송창명
의 초상화를 보면 그의 얼굴에 흰
반점이 있는 것을 발견할 수 있다.
현재 전 세계 인구의 약 1퍼센트가 백반증을 앓고 있다고 한다.
우리나라에도 40만 명이 넘는 사람들이 백반증을 앓고 있다.

백반증은 감염에 의해 전염되지는 않는다. 그런데 안타깝게
도 보기 흉하다는 이유로 사람들에게 배척당하기도 하고, 환자
스스로가 자기혐오에 빠져 일상생활에 어려움을 겪기도 한다.
더 안타까운 것은 백반증이 면역 체계의 오작동에서 오는 자가
면역 질환이라 치료가 쉽지 않다는 것이다.

백반증처럼 면역 체계의 이상으로 생기는 자가 면역 질환은
더 있다. 자가 면역 질환의 권위자이자 미국 존스홉킨스 대학교
보건대학 교수인 노엘 로스(Noel R. Rose) 박사는 자가 면역 질
환은 80여 종이 넘는다고 밝혔다. 만성 류머티즘 관절염, 아토
피 피부염, 쇼그렌 증후군, 강직성 척추염, 루푸스, 하시모토 갑

* 대표적인 자가 면역 질환과 증상

병명	증상	병명	증상
류머티즘 관절염	관절 모양의 변형, 통증 수반. 아침에 일어날 때 관절이 뻣뻣해 잘 움직이지 못함.	전신성 경피증	손발이 차고 부종 생김. 소화 기능 이상.
전신 홍반 루푸스	늑대에 물리거나 긁힌 자국과 비슷한 피부 발진. 일부 장기에 퍼지거나 합병증 수반.	인슐린 의존성 당뇨(1타입 당뇨)	다뇨, 갈증, 피로감, 체중 감소, 다식(소아는 식욕 부진), 구토, 복통, 탈수, 의식 장애 동반.
소아청소년기 당뇨병	고혈당, 탈수와 체중 감소 등 1형 당뇨병 증세가 1개월 이내 발견됨.	아토피 피부염	피부 건조, 가려움증. 얼굴 및 팔꿈치 안쪽, 무릎 뒤, 손발의 발진.
건선	은백색의 인설로 덮인 홍반성 피부 병변. 팔꿈치, 무릎 등 자극이 많은 부위에 주로 발생함.	천포창	피부 및 점막에 수포 형성.
천식	호흡 곤란, 기침, 거친 숨소리 등의 증상이 발작적으로 반복됨.	아프타성 구내염	입안에 발생하는 궤양으로 잇몸, 입술 안쪽과 혀 등에 발생.
만성갑상선염 (하시모토 갑상선염)	목 부위 불쾌감(이물감). 목이 잘 쉬고 음식 삼키기 불편해짐. 전신 점액성 부종. 피부 창백, 머리카락이나 눈썹이 윤기가 없고 잘 빠짐, 식욕 저하, 체중 증가, 피로, 기억력 저하, 변비 등.	일차성 후천성 재생 불량빈혈	**적혈구 감소:** 어지럼증 및 무기력증. **백혈구 감소:** 세균/진균 감염, 발열, 오한 등. **혈소판 감소:** 쉽게 멍이 들고 비외상성 비출혈, 치주 출혈, 월경 과다, 점상 출혈, 지반, 뇌출혈 등.
일차성 담즙성 간 경화증	가려움증, 간경변증, 간 비대, 담관 폐쇄, 황달 등.	궤양성 대장염	혈변, 대변 절박, 설사, 복통, 구토, 발열, 부종 등.
베체트 병	입안이나 외음부가 허는 궤양, 멍이 잘 들고 결절 홍반, 모낭염, 정맥염 등의 피부 증상 및 결막염, 포도막염, 홍체염 등의 안과 질환.	크론씨병	복통, 설사, 체중 감소, 발열, 빈혈, 체력 소모, 복부 응어리.
쇼그렌 증후군	피로감, 미열, 관절통, 몸살, 안구 건조증, 마른기침, 입이 마르는 증상.	강직성 척추염	요통, 가슴 통증, 호흡 곤란, 관절염, 홍채염, 심장 기능 이상, 신경 마비 등.
길랑- 바레 증후군	호흡 곤란 및 운동 신경 마비.	피부근염	얼굴과 눈꺼풀이 붓거나 붉어짐. 나비 모양의 피부 병변이 보이며 목과 어깨로 번짐.
다발 경화증	무력증, 연하 곤란, 발성 장애 등이 나타남(후인두근 약화), 근육통, 압통, 부종.	섬유조직염	전신 통증, 극심한 피로감, 복부 통증, 설사, 잔뇨감, 편두통.

상생염, 베체트병, 다발 경화증 등 많이 들어본 것부터 낯선 것까지, 면역 체계 이상으로 다양한 질병이 발병하고 있다.

자가 면역 질환의 원인과 치료법

세균이나 바이러스 등의 외부 항원 인자에 감염되었을 때, 우리 몸의 면역 체계가 즉각 반응에 나선다. 항원에 대한 정보를 파악한 다음 항체를 만들어 대응하고, 상황이 종료되면 침입했던 적을 데이터로 남긴다. 그런데 자가 면역 질환은 고장 난 컴퓨터처럼 면역 체계가 오류를 일으켜, 정상적인 우리 인체 조직을 항원으로 오인하면서부터 시작된다. 그래서 정상적인 세포와 조직, 장기에 대해 항체를 만들어내고 공격한다. 적이라 믿고 있으니 절대로 물러서지도 않는다. 말이 통한다면 "오해야!"라고 외쳐주고 싶다. 인정사정도 없고, 어느 장기, 어느 조직이건 개의치 않는다.

예를 들어 항체를 형성해 혈액 안의 정상 적혈구를 공격하면 공격받은 적혈구가 망가지게 되는데, 이때 발생하는 자가 면역 질환이 후천성 재생 불량성 빈혈(특발성 무형성 빈혈)이다. 만약 목 앞쪽의 갑상샘에 대한 항체가 만들어지면 '하시모토 갑상샘염'이 생기게 된다.

그런데 왜 외부 침입자가 아닌 자기 몸의 정상적인 조직과 장기를 공격하는 것일까? 의사늘도 이 질문에 대한 해답을 찾고 있다. 정확한 원인을 밝혀내지 못한 상태여서 하루라도 빨리 답을 찾기 위해 고군분투하고 있다.

　　다만, 자가 면역 질환은 면역에 관련된 질환이므로, 신체의 면역 기능을 떨어뜨리는 요인들에 대한 주의가 필요하다. 예를 들면 면역력을 떨어뜨리는 주원인인 스트레스를 줄이는 것이다. 또 고도의 문명사회에서 자연히 늘어갈 수밖에 없는 독성 물질, 유해 환경에 대한 대처이다. 일상생활 속에서 점점 배출이 많아지는 환경 호르몬과 함께 섭취하는 음식들, 그리고 중금속 및 오염 물질 등 면역 체계를 교란시키는 위해 요소들에 대한 주의가 필요하다.

　　자가 면역 질환 환자 가운데는 이런 현대의 환경 때문에 더 극심한 증상으로 고통받기도 한다. 아토피 피부염만 봐도 새집 증후군처럼 유해 물질을 흡입하는 환경에서 더 심해진다. 이 때문에 유해 환경으로부터 벗어나 자연 친화적인 환경을 꾀하고자 전원생활을 시작한 다음 증상이 두드러지게 완화되는 경우가 있다. 또 식품 첨가물이 들어간 과자나 인스턴트식품은 멀리하는 게 바람직하다. 좋다, 나쁘다 판단하기는 어렵지만 육류 섭취를 줄이고 달걀이나 우유 등을 섭취하지 않는 사람도 있다. 어쨌든 위에 열거한 것들에 노출될 경우 가려움증과 염증이 심해진다고 생각하는 사람들은 분명 많다.

논란은 정확한 원인을 찾지 못했기 때문에 더더욱 증폭된다. 환자들은 어떤 상황일 때 자신의 증상이 더 심해지는지를 말하고, 의사는 전문 의학 지식을 바탕으로 추론한다. 정답을 찾지 못했으므로 답답하기는 서로 마찬가지다. 내 몸의 침입자를 방어해야 할 아군이 아군을 못 알아보고 공격하는 상황이라니.

정확한 원인을 모르니 근본적인 치료는 둘째 치고 치료 자체가 어렵다. 예를 들어 세균 감염으로 폐렴에 걸렸을 때 해열제를 투약하는 것은 열을 내리려는 대증 요법이다. 반면, 폐를 감염시킨 세균을 퇴치하려고 항생제를 투약하는 것은 병의 원인을 제거하기 위한 원인 요법이다. 지금 현재 원인이 밝혀지지 않았으니 증상을 완화시켜 환자의 고통을 줄여주는 대증 요법이 최선이다. 다행히 아토피 피부염의 경우 성인이 되어 자연스럽게 사라지는 경우가 많지만 대개의 자가 면역 질환은 상태가 호전되었다가도 재발 확률이 높다.

이처럼 자가 면역 질환은 평생 동안 고통을 겪는 난치성 질환이다. 증상이 가벼울 때는 큰 불편 없이 일상생활을 할 수 있으나, 증상이 심각할 때는 삶의 질이 떨어지고 정신 건강에까지 해를 끼친다. 당장 느끼는 고통이 더한가 덜한가도 중요하지만, 오히려 이 질병을 얼마나 오래 짊어지고 살아가야 하느냐에 따라 고통이 배가되기도 한다. 보기에 아무것도 아닌 가벼운 상처가 평생 아물지 않는다면 얼마나 고통스럽겠는가. 언제가 완치만 된다면 지금 당장의 극심한 고통쯤은 충분히 견딜 수 있을지도 모른다. 자가 면역 질환은 평생 안고 살아가야 하기 때문에 정신적으로도 힘들게 마련이다.

면역 반란, 알레르기와 아나필락시스 쇼크

선천적으로 항원에 대한 정보를 갖는 자연면역이 아니라, 살면서 외부 항원에 대한 정보를 얻어 면역 체계를 갖추는 획득면역이 지나치게 과잉 반응을 보여 힘든 경우가 자주 발생한다. 이 면역 반응은 우리 몸에 좋지 않고 해로운데, 대표적으로 알레르기와 아나필락시스(Anaphylaxis)를 들 수 있다.

몇 년 전 인천의 한 초등학교에서 점심 급식을 먹은 아이가 아나필락시스 쇼크로 사망했다는 보도가 있었다. 관심을 갖고 찾아보니 아이는 유제품 알레르기와 천식이 있었는데, 급식으로 나온 카레에 우유가 30퍼센트 넘게 들어가 있었기 때문에 아이는 입가가 부풀어 오르면서 호흡 곤란을 일으켜 쓰러졌다. 아이는 병원으로 옮겨졌으나 16개월간 누워 있다 사망했다. 여기서 책임 소재 운운은 생략하자. 다만 안타까운 것은, 아이에게 처음 증상이 나타났을 때 외국처럼 에피네프린(epinephrine) 자가 주사기를 사용했더라면 최악의 사태는 막지 않았을까 하는 것이다.

외국에서는 견과류나 우유 등 특정 음식에 과민 반응을 보여 쇼크를 일으키는 경우에 대비하는 시스템이 비교적 잘 갖춰져 있다. 알레르기가 있는 아이와 아이의 가족이 학교에 미리 알리고, 스스로도 주의한다. 학교에서는 언제 갑자기 상황이 닥칠지 모르므로 응급 처치를 할 수 있는 시스템을 갖춘다. 알레르기가 있는 아이도 미리 에피네프린 자가 주사기를 처방받아 비상시를 대비한다. 이렇게 할 수 있는 이유는, 알레르기와 아나필락시스에 대한 교육이 그만큼 잘되어 있기 때문이다.

유감스럽게도 인천에서 사망한 아이는 증상이 발현된 후에 운동장에서 운동까지 했다. 이것이 아이의 증상을 더욱 악화시켰고, 아이는 결국 의식을 잃고 목숨이 위태로운 상황이 되었다. 또 앰뷸런스와 구급대원이 별로 도움이 되지 못했다. 적절한 응급조치를 받지 못했다는 말들이 있는데 확인하기는 어렵다. 안

* 아나필락시스를 일으키는 원인

종류	유발 물질
음식물	우유, 달걀, 메밀, 키위, 견과류(땅콩, 잣), 콩과 식물, 복숭아, 토마토, 셀러리, 갑각류, 생선류 등
약물	항생제(페니실린, 세팔로스포린), 조영제, 비스테로이드성 항염증제 등
식품 첨가물	MSG(L-글루타민산나트륨), 카제인나트륨(우유 단백질), 합성 보존료(소르빈산과 아질산염), 아스파탐, 메타바이설파이트 등
운동 유발성	운동 후이거나 술, 아스피린 등의 물질을 섭취한 후 운동할 때
곤충	개미, 모기, 벌 등(10만 종)
원인 불명	원인을 밝히지 못하는 경우

타깝게도 아이는 뇌 손상을 입었고 끝내 의식을 되찾지 못한 채 유명을 달리했다.

이물질인 항원에 대한 과민 반응인 알레르기는 신체 어느 부위에나 나타날 수 있다. 기관지에 나타나면 천식을 앓고, 코에 나타나면 알레르기성 비염을 앓는다. 피부에 나타나는 과민 반응으로는 악명 높은 아토피 피부염이 있다.

알레르기 반응을 일으키는 항원, 즉 알레르겐(Allergen)의 종류는 이루 헤아릴 수 없이 많다. 거의 모든 물질이 어느 누군가에게는 알레르기 유발 인자가 될 수 있다. 대표적인 것이 집먼지진드기, 곰팡이, 바퀴벌레, 꽃가루, 과일(복숭아, 참외 등), 견과류 등과 새우와 같은 갑각류이다. 또한 대기에 포함되어 있는 각종 오염 물질은 알레르기를 일으키는 원인이지만, 알레르기를 악화시키는 물질이기도 하다. 또한 백해무익한 담배는 연기 속에 포함되어 있는 독성 물질 탓에 알레르기 환자의 증상을 더 악화시킬 수 있다.

면역 체계의 과민 반응 때문에 일어나는 알레르기도 근본적인 치료법이 현재로서는 없다. 증상이 나타났을 때 이를 완화시킬 약물을 사용할 뿐이다. 알레르기는 두드러기와 함께 피부 가려움증이 심하게 나타나는데 이를 진정시켜줄 항히스타민제를 투여하여 억제시킨다. 천식의 경우는 기관지를 확장시켜 호흡 곤란이나 기침을 억제한다.

흥미로운 것은 우리 선조들의 지혜이다. 몸에 염증이 있을 때 돼지고기를 먹지 말라는 이야기를 한 번쯤은 들어보았을 것이다. 실제로 돼지고기를 먹으면 가려움증과 염증이 심해지는데, 히스타민이 돼지고기에 많이 들어 있기 때문이다. 만성 알레르기 질환을 갖고 있는 사람들은 히스타민 성분이 많이 들어 있는 음식을 주의해야 한다. 가려움증을 유발하고 알레르기 반응이 나타나기 때문이다. 히스타민 성분은 참치, 고등어, 삼치, 꽁치,

돼지고기, 땅콩 등에 많이 들어 있다. 알레르기 증상이 나타날 때 항히스타민제를 투약하는 이유가 히스타민의 작용을 막기 위함이다.

가려움증이 심해지고 두드러기가 올라오는 정도라면 그래도 참을 만하다. 아나필락시스는 우리 몸이 새로운 항원을 경험해 만든 항체가 다시 같은 항원의 침입을 감지했을 때 만들어지는 화학 물질에 의해 쇼크를 일으키는 것이다. 즉, 우유에 알레르기 반응을 보였고, 그로써 항체를 형성한 상태에서 우유를 섭취했을 때 과민 반응과 함께 쇼크로 이어질 수 있다는 이야기다.

매우 공포스러운 일이다. 이론적으로는 우리가 특정 항원에 알레르기를 갖고 있다면 언제든 아나필락시스 쇼크를 일으킬 수 있다는 이야기다. 일반적으로는 알레르기 반응에 그치고 아나필락시스 쇼크로 이어지는 경우는 드물다. 심한 운동을 했을 때 쇼크로 이어지는 경우도 많다. 물론 항원에 노출된 후 심한 운동을 한다고 무조건 아나필락시스 쇼크가 온다고 볼 수도 없다. 그렇지만 알레르기 반응이 나타났을 때는 쇼크가 올 확률이 높으므로 격한 운동을 하지 않는 것이 좋다.

이 밖에도 약물 알레르기가 있다. 아파서 병원에 갔을 때나 수술을 받아야 할 때 담당 의사나 간호사로부터 약물에 문제를 일으킨 적은 없는지 질문을 받는다. 페니실린, 특정 성분이 함유된 항생제, 비스테로이드성 소염 진통제, 컴퓨터 단층 촬영(CT) 때 복용하는 조영제 등이 아나필락시스를 일으키는 주요 약물이다.

아나필락시스는 원인에 노출된 후 대개 30분 이내에 급성으로 전환된다. 기관지 근육이 경련을 일으키고 수축하여 호흡 곤란이 오고, 콧물과 코 막힘 증상이 나타난다. 혈압이 급속히 떨어지면서 뇌로 가는 혈류량이 줄어드니 두통과 어지럼증도 나타난다. 위장관으로 가는 혈류량도 감소하여 복통이 일기도 하고, 입술이나 혀에 부종이 생길 수 있으며, 특히 목젖을 중심으로 후두 부위에 부종이 생기면 기도가 막혀 질식할 수도 있다. 정신을 잃는 쇼크 상태에 빠지기 전에 재빠른 응급 처치가 필요하다.

아이들을 괴롭히는 병, 아토피 피부염

주로 영유아기에 시작되어 소아기까지 앓는 아토피 피부염은 너무 많이 알려져 있고, 접할 때마다 마음이 많이 아픈 질병이기도 하다. 어른들보다 아이들에게서 많이 발병하기 때문에, 부모 된 사람이라면 누구라도 아이 대신 앓고 싶을 만큼 안타깝고 고통스럽다. 고문당할 때의 고통과 비교할 수 있을까.

아토피 피부염은 면역 이상 혹은 면역 반란에 의한 알레르기 반응의 하나이다. 참기 힘든 가려움증이 생기고 특히 피부가 겹치는 부분, 무릎 뒤쪽이나 팔 접히는 부분, 허벅지와 골반 사이의 비키니 라인, 목뒤를 포함해 유두와 얼굴에까지 습진과 피부염이 동반된다.

증상은 여러 형태로 나타나는데, 생후 3개월 전후의 영아의 경우 태열의 형태로 시작되고 유아기에는 습진을 시작으로 심한 가려움증과 피부 건조증, 피부병의 형태로 나타난다. 그중 가려움증은 낮보다 밤에 증상이 더 심화되어 잠을 이룰 수 없을 지경이 된다. 가려워서 긁으면 환부에 습진성 피부병이 생기고 피부병이 더 악화되어 다시 더 심한 가려움증을 유발하는 악순환이 반복된다.

아토피 피부염의 발생 원인은 아직 명확하게 규명되지 않았다. 가족력이 있는 경우의 유전적인 요인, 면역학적 요인, 그리고 산업화뿐만 아니라 증상을 더욱 악화시키는 알레르겐(알레르기 반응을 일으키는 항원)이 더 많아진 환경적인 요인을 주요 원인으로 꼽는다.

근래에는 성인 아토피 피부염도 극성이다. 보통은 10세 이하의 소아에게서 발병하여 사춘기가 지나면서 자연스럽게 증상이 완화되거나 치유된다. 그래서 주로 아이들의 질환으로 인식되었지만 성인이 되어 재발하는 경우가 40퍼센트까지 늘고 있다. 성인의 경우는 주로 얼굴에 홍조와 함께 나타나며 손에 습진이 퍼지기도 하고 접히는 부위의 피부가 두꺼워지기도 한다(태선환).

아토피 피부염이 악명이 높은 것은 가려움증을 참고 견뎌야 하는 고통이 크기 때문이기도 하지만, 점점 유병률이 높아진다는 것에도 있다. 소아들에게서 주로 발병하던 것이 더 높은 연령에게서도 빈번하게 발병하고 있다. 이제는 성인들도 피해갈 수 없는 질병이 되었다. 고통스러운 시간을 보내는 환자들의 마음을 알기에 의사로서 반드시 병을 낫게 해주고 싶지만, 현재로서는 증상을 완화시키는 방법 말고는 뚜렷한 치료법이 없으니 낭패가 아닐 수 없다.

현재 아토피 피부염 환자를 위한 최선의 처방은 면역 반란 상태(면역 항진 상태), 즉 극도로 예민해져 스스로가 스스로를 공격하는 상태를 억제하는 것이다. 또 잠 못 들게 하는 가려움증을 가라앉힐 항히스타민제 처방이 필요하다. 물론 항히스타민제를 끊거나 줄일 경우 다시 증상이 악화될 수 있으니 신중을 기해야 한다.

의사의 처방만큼 중요한 것은 환자의 생활이다. 생활 습관도 중요하지만 생활하고 있는 환경과 식생활 등 모든 면에서 주의해야 하는 것이 아토피 피부염이다. 화학 물질이나 알레르겐 자체를 접하지 않는 것이 제일 좋다. 꽃가루, 먼지, 집먼지진드기 등 일상생활에서 쉽게 접할 수 있는 알레르겐에 주의할 필요가 있다. 먹을거리 중에서도 달걀이나 우유, 견과류, 갑각류 등의 해산물도 주의를 요한다. 특히 공산품에 들어 있는 방부제나 식품 첨가물도 아토피 피부염을 더욱 심화시킬 수 있다. 우유와 같이 흔한 식재료에 대한 알레르기 반응이 없었다면 굳이 피하지 않아도 되지만, 알레르기 반응을 일으켰던 식재료는 반드시 피해야 한다.

입을 옷도 되도록 화학 섬유가 아닌 것이 좋다. 세탁 후 세제가 옷에 남아 있으면 피부에 자극을 줄 수 있다. 매일 쓰는 샴푸와 비누도 아토피 피부염 환자들에게는 좋지 않을 수 있으므로 충분히 씻어내야 한다. 가려움증은 습도와 온도 변화에 민감하므로 이 또한 신경 써야 한다. 지나치게 습한 것도 나쁘지만 반대로 너무 건조해도 가려움증이 악화된다. 아토피 피부염은 피부가 건조할수록 가려움증도 심해지므로, 샤워 후뿐만 아니라 수시로 보습제를 발라주는 게 좋다.

자가 면역 질환 환자의 건강한 삶

아토피 피부염이나 알레르기 말고도 자가 면역 질환은 헤아릴 수 없이 많다. 일반적인 질병이 면역력 저하와 관련이 있다면, 자가 면역 질환은 면역력이 지나치게 항진되어 일어나는 경우이다. 이 때문에 외부 항원에만 반응해야 할 우리 몸의 면역 체계가 거꾸로 우리 몸을 공격한다. 왜 이러한 면역 반란이 일어나는지에 대해서는 우리 의사들이 끊임없이 연구하고 풀어야 할 것이다. 의사로서 책임과 의무를 통감하는 바이긴 하나, 지금으로서는 인류 공통의 숙제이며 난제이기도 하다. 그런데 결국 자가 면역 질환은 우리가 만들어온 환경의 변화에 영향을 받고 있다는 것을 부정할 수 없다.

다시 강조하지만, 자가 면역 질환은 정확한 원인이 밝혀지지 않았으며, 현대인의 스트레스와 인체에 유해한 환경, 나쁜 생활 습관 등과 연관이 깊다는 것은 분명하다. 따라서 식생활이나 운동 부족을 부르는 생활 습관, 각종 독성 물질에 노출된 환경은 우리 스스로 통제해 바로 잡아야 한다.

우선 스트레스가 아예 없이 살 수는 없다. 스트레스는 우리를 긴장하게 만들어 집중력을 높이고 일의 효율을 올리는 순기능이 있다. 어떤 일에 관심을 갖는 것, 누군가를 사랑하게 되는 것,

좋아하는 일을 시작하는 것, 아침에 눈뜨고 일어나는 것, 미래를 위해 꿈을 가지고 그에 대한 계획을 세우며 열성적으로 실행하는 것 등 이런 모든 일들에 우리 뇌는 흥분하고 긴장하며 집중한다. 어쩌면 우리가 생각하고 움직이는 모든 일에 스트레스가 따를지도 모른다.

취미로 낚시를 하거나 골프를 치더라도 잘하기 위해 열중하는 것 자체가 긴장을 부른다. 중요한 것은 이 긴장을 어떻게 받아들이고 관리하느냐이다. 면역력이 저하됐건 면역력이 과잉됐건, 스트레스가 반드시 우리 몸에 영향을 끼치므로 우리 몸을 주기적으로 쉬게 하고 이후에 찾아올 스트레스에 대비해 재충전을 해야 한다.

스물한 살의 미국 여성 브린 던켄의 동영상이 SNS를 통해 회자되며 언론에 소개된 적이 있다. 그녀는 풀과 나무, 곤충, 냄새, 연기, 거의 모든 음식에 알레르기 반응을 보이는 희귀병을 앓고 있다. 입으로 음식을 먹을 수 없으니 위장에 연결된 호스를 통해 영양분을 섭취한다. 집 밖으로 나갈 수 없지만, SNS를 통해 친구와 만나고 기타를 배우며 희망을 잃지 않는다. 그녀는 거의 모든 항원에 알레르기 반응을 일으키는 전 세계 유일한 환자다.

평범한 삶을 살지 못하는 그녀는 밝게 웃으며 말한다. 자신의 병을 세상에 알려 치료법을 찾고, 사람들의 고통을 막고 싶다는 것이다. 매일매일이 죽음과 같은 고통일 텐데도 희망을 잃지 않은 그녀의 이야기는 건강한 일반인에게도 큰 감동을 주었다.

한두 가지 알레르기 질환을 갖고 있는 일반인의 고충은 그녀의 고통에 비하면 아무것도 아닐지 모른다. 알레르기 한두 가지로 생활에 불편을 겪으며 늘 아나필락시스 쇼크에 대한 불안감을 안고 사는 사람이 있다 해도, 세상과 단절해야 생명을 유지할 수 있는 그녀에 비하면 정말 아무것도 아닐지 모른다.

브린의 여유로운 마음과 자세가 바로 자가 면역 질환을 앓는 환자들이 가져야 할 마음과 자세이다. 스스로를 비관하지 말고 주어진 삶 안에서 즐거움과 여유를 찾아 스트레스에 대처하는 것이 어쩌면 최고의 치료법일 수 있다. 브린과 비슷한 고통을 안고 있는 자가 면역 질환 환자들에게 이 점을 당부하고 싶다.

아울러 건강을 이야기할 때 빼놓을 수 없는 것이 '먹거리'이다. 잘 먹는 것이야말로 건강을 지키는 올바른 길이다. 그런데 요즘 현대인들의 식생활을 보면 편식하는 이도 많고 과식하는 경우도 많다. 경제발전이 계속되면서 우리 식단은 오히려 좋지 않은 방향으로 변했다. 쌀 소비량이 줄었고, 집에서 만들어 먹기보다는 외식하는 경우가 많아졌고, 그만큼 외식 산업도 발전했으며, 바쁜 일상 탓에 패스트푸드가 인기를 끌고 있다.

자연 농법으로 재배하던 과거와 달리, 현대에는 수확량을 늘리기 위해 농약이나 화학 비료 등 화학 약품을 쓸 수밖에 없다. 환경 호르몬을 많이 배출하는 생활용품을 더 많이 쓰게 되었고, 각종 중금속으로 오염된 공기와 매연을 매일 마신다. 생활이 더 편리하고 더 편안해진 만큼 우리는 점점 더 많은 질병에 노출된다. 이런 환경을 벗어나 살 수 있을까?

의학적인 진단과 치료와 무관하게 면역력을 높이려면, 자연 친화적으로 생활하고, 몸에 좋은 건강한 먹거리를 섭취하라고 권한다. 또한 자기 치유의 힘을 믿고 쉼을 실천하여, 스트레스를 내려놓을 수 있도록 하라고 권한다. 의사가 아무리 효과 좋은 약을 처방해도 환자 스스로가 의지가 없으면 치유 속도는 더딜 수밖에 없다. 약에만 의존하지 말고 자신의 건강을 지키겠다는 노력과 실천이 뒤따라야 한다. 당장 의사의 처방이 필요하지 않은 건강한 사람들도 자기 몸을 혹사시키지 않고 돌보려는 의지가 필요하다. 술과 담배를 절제하고 입에 좋은 음식보다 몸에 좋은 음식을 섭취할 수 있는 식습관을 유지하려는 노력도 필요하다.

현대의 질병이 재난 혹은 재앙으로까지 느껴지는 이유는 산업화의 속도에 맞춰 우리가 너무 많이 우리 몸을 혹사하고 함부로 대해왔다고 생각하기 때문일 것이다. 정말 그렇다면, 이제부터라도 두려움을 떨쳐버리고 현명하고 지혜롭게 자기 건강을 스스로 챙겨야 한다. 후천적으로 몸이 아픈 건 결국 건강 관리를 못한 본인의 책임이기도 하다.

지금까지 우리 몸의 면역 체계가 일으키는 반란을 진정시키고, 그것 자체를 예방할 수 있는 방법에 대해 살펴봤다. 늘 몸을 아끼고 돌보면 건강을 유지할 수 있고 함부로 혹사시키면 아프게 마련이다. 바빠서 돌볼 틈이 없었다는 말은 무책임한 변명이다. 건강은 건강할 때 지켜야 한다. 한번 건강을 잃으면 되찾기 힘들다. 되찾는 데 몇백 배의 고통과 수고와 비용이 따른다.

내 몸의 면역 체계가 보내는
신호를 읽어라

몸은 계속 내게 말을 건다

직장인 K씨는 요즘 피곤하다는 말을 입에 달고 산다. 회사에서 일하는 동안에는 바쁘고 정신없어서 느끼지 못하다가도, 퇴근 시간이 다가오면 물에 젖은 솜처럼 몸이 축 늘어져서 빨리 집에 가서 눕고 싶다는 생각이 굴뚝같다.

"아침에 일어나면 몸이 너무 무거워요. 아무래도 피곤해서 그렇겠죠?"

왜 아니겠는가. 과로가 일상인 대한민국 직장인들에게 가장 큰 적은 만성 피로다. 너무 무리했다 싶으면 입가에 좁쌀만 한 물집이 모여 터지고 곧 염증으로 번져 딱지가 앉곤 한다. 어릴 적에는 입이 크느라고 그렇다며 어른들이 달래주었다. 사실 이런 입병은 비타민 B₂(리보플래빈) 결핍 증세이며, 입이 크는 것과는 무관하다.

환절기가 아닌데도 감기로 늘 골골하는 아이가 있었다. 찬바람만 잠시 쐬도 미열이 나고 콜록거렸다. 환절기는 환절기대로 그냥 넘긴 적이 없다. 더운 여름에도 에어컨 바람을 많이 쐬어 감기를 거르지 않았다. 잘 먹고 잘 노는 아이였으므로 부모로서는 정말 의아했을 것이다.

취업 준비로 바쁜 어느 여대생은 장에 문제가 있었다. 요샛말로 장 트러블이다. 잦은 설사로 고생하고 찬 음식이나 지나치게 매운 음식을 먹으면 여지없이 장에 문제가 생겼다. 위나 장이 안 좋으면 피부에 뾰루지가 많이 나느냐고 내게 질문한 그 여대생의 얼굴에는 여드름 같은 뾰루지가 곪았다가 흉터로 남아 보기 흉했다. 아직 아물지 않은 뾰루지도 잔뜩 덧나 고름을 품고 곧 터질 화산처럼 기세등등했다.

몸이 약해서라고 무시하거나 큰 병이 아니므로 대충 넘겨버리는 이런 증상이 대표적인 면역 저하 증상이다. 피로가 풀리지 않아 몸이 개운하지 않거나, 장에 문제가 자꾸 생기거나, 염증성 질환이 자주 생기거나, 상처가 빨리 아물지 않는다면 면역력에 문제가 없는지 점검해볼 필요가 있다. 이런 신호야말로 몸이 내게 힘들다고 아우성치는 것이다.

우리 몸은 우리에게 끊임없이 말을 건다. 음식을 먹고 소화가 잘 되지 않는다면 트림이 자꾸 나고 속이 더부룩해지면서 가슴이 답답하지 않던가. 이는 위가 말하는 것이다. 네 소화력은 이것밖에 안 되는데 왜 과식했느냐고, 왜 소화 안 되는 음식을 먹었느냐고. 몸이 으슬으슬 한기가 들고 찌뿌둥한 것도 몸이 우리에게 보내는 속삭임이다. 감기나 몸살이 올지 모르니 빨리 대비하라는 신호다. 감기 신호는 그나마 빨리 알아차리는 편이다. 몸을 따뜻하게 하고 잠을 푹 자서 몸을 쉬게 하는 것으로도 충분히 좋아지곤 한다.

다래끼도 면역력이 떨어졌을 때의 대표적인 증상이다. 다래끼는 눈꺼풀의 눈물샘과 보조샘이 감염되어 나타나는 염증 질환으로, 포도상구균 감염일 경우가 많다.

작은 부스럼, 종기, 뾰루지 하나도 간과하지 말자. 염증이 눈에 띄지 않더라도 내 몸이 내게 보내는 신호에는 몸 상태를 알려주는 정보가 담겨 있다. 우리 몸은 끊임없이 우리에게 말을 건다. 차분히 귀 기울이면 큰 병을 막을 수 있다.

평생 몸속에 숨어 있는 대상포진 바이러스

근육통이 심해 팔다리가 저릿저릿 아프고, 지끈거리는 두통으로 숨 쉬기 불편하다며 연세가 지긋하신 여성 환자분이 내원했다. 이상하게도 통증은 몸의 한쪽, 왼쪽에서만 발생했다. 여기저기 가려웠지만 피부에 두드러기나 물집이 생기지 않아 감기 몸살이라 여겨 약국에서 몸살 약만 사다 먹은 게 화근이었다. 며칠 지나자 피부에 물집이 잡히기 시작했고, 고름이 비쳤을 때에야 부랴부랴 병원에 온 것이다.

이 환자의 병명은 대상포진이다. 대상포진은 어릴 적 앓은 수두 바이러스가 계속 숨어 있다가 우리 몸이 약해지거나 면역력이 떨어졌을 때 나타나는 질병으로 척추를 중심으로 몸 한쪽에만 나타난다.

대상포진 환자들은 처음 진단을 받고 그 원인이 수두 바이러스라는 사실을 알게 되면 대개 "대체 내가 언제 감염됐지?" 하는 반응을 보인다. 게다가 어릴 적에 앓은 수두를 또 앓게 되는 거냐고 되묻기도 한다. 모두 수두 바이러스에 대해 잘 모르기 때문이다.

면역력이 떨어지면 우리 몸에 바이러스나 세균이 침투해 질병이 생길 수 있다는 점은 누구나 쉽게 이해할 수 있다. 사람들은 수두 바이러스가 그토록 오랫동안 몸속에 숨어 있을 있다는 사실에 더 놀라워한다.

수두 바이러스는 소아기에 수두가 치료된 뒤에도 사라지지 않고 우리 몸속 신경을 타고 이동하다가 척수의 신경절에 자리를 잡는다. 그러다가 우리 몸이 쇠약해지고 면역력이 떨어지는 노년기에 다시 활동을 시작한다.

신경절에 숨어 있던 바이러스는 다시 신경을 타고 퍼지는데, 피부에 물집이 생기면서 염증이 일어나고 심할 경우 전신으로 퍼진다. 이때는 동일한 바이러스여도 수두 바이러스라고 부르지 않고, '대상포진 바이러스' 혹은 '수두대상포진 바이러스'라고 부른다.

대상포진이 생긴 환자 대부분은 격심한 통증을 호소하며 고통스러워한다. 신경절에 숨어 있던 바이러스가 신경을 따라 이동하다가 피부에 증상이 나타나고 증상이 퍼질수록 고통은 더 심해진다. 증상이 시작된 뒤에도 신경을 따라 물집이 계속 잡힌다. 보름쯤 지나면 대개 물집이 터지고 고름이 빠져 딱지가 앉으면서 증상이 완화된다. 다만 노인 환자의 30퍼센트는 피부 증상이 완화된 시점에도 계속 통증을 호소하는 경우인데, 이때는 마약성 진통제를 투여해야 한다.

노인이나 난치성 질병 환자 들에게는 어떤 작은 질병도 치명적일 수 있다. 대상포진의 경우 면역력이 떨어졌을 때 생기는 질병이므로 면역 억제 환자, 자가 면역 질환 환자들에게 발병하면 생명과 직결되는 위험한 순간을 맞을 수도 있다. 자연 치유의 힘이 약해져 있는 상태이므로 병변이 확대되는 등의 합병증도 우려된다.

대상포진 바이러스는 신경을 타고 움직이다가 눈 주위로 옮겨가 홍채염이나 각막염 등의 합병증을 일으킨다. 합병증으로 실명할 수도 있다. 또 뇌수막염이나 뇌염, 간염, 폐렴 등의 합병증이 나타나면 대상포진만 치료해서는 치료 효과를 볼 수 없다. 게다가 대상포진 바이러스는 증상과 합병증까지 모두 치료해도 몸에서 완전히 사라지지 않는다. 어릴 때 수두를 앓고 나이가 든 지금까지 오랜 시간 몸속에 숨어 있었듯이, 바이러스는 다시 몸속에 숨어 우리 몸이 약해지거나 면역력이 떨어질 때를 기다린다. 나이를 먹고 노쇠할수록 왜 건강에 더 신경 써야 하는지, 왜 스스로 몸을 돌보고 관리해야 하는지 다시 한 번 절실히 느낄 수 있다.

그리고 대상포진은 노인 인구에서만 나타나는 것도 아니다. 젊은이도 예외가 아니다. 특히 중장년층 가운데 과로에 스트레스가 많은 이들에게서 발병하는 사례가 많아졌다.

몸이 보내는 신호에 귀를 기울이자. 내 몸이 무엇을 말하는지 잘 듣고 그에 대해 조심한다면 얼마든지 피하고 이겨낼 수 있다.

또 하나의 잠복 바이러스, 헤르페스

대상포진 바이러스를 닮았지만 더 극악한 바이러스로 헤르페스 바이러스가 있다. 헤르페스로 인한 단순포진은 누구나 한 번쯤 경험해봤을 것이다. 주로 입, 입 주위, 입술, 입안에 물집이 잡히는 단순포진 형태로 나타난다. 바이러스가 잠복했다 다시 활동을 시작하면 염증이 심해지고 물집이 터지면서 굳은 딱지가 앉기도 한다.

헤르페스가 대상포진보다는 덜 고통스러운 것은 분명하지만 속성은 더 고약하다. 헤르페스 바이러스는 두 가지 형태가 있다. 1형 헤르페스 바이러스는 대상포진 바이러스와 마찬가지로 주로 사람의 신경절에 숨어 있다가 면역력이 떨어지거나 몸이 허약해졌을 때 피부에 물집을 만드는 형태로 나타난다. 심한 경우 구내염(입안의 염증)을 일으킨다. 2형 헤르페스 바이러스는 주로 성기 주변에 물집을 만든다. 두 형태 모두 신체 접촉에 의해 전염된다. 또한 성적인 접촉을 통해서도 전염될 수 있으므로 각별히 신경 써야 한다.

2형 헤르페스는 성병의 일종이고, 항바이러스제를 투약하여 바이러스의 증식을 막는 것이 치료법이다. 대상포진 바이러스와 마찬가지로 헤르페스 바이러스 또한 한번 감염되면 평생 몸 안에 담고 살아야 한다. 면역력이 떨어졌다 싶으면 기세등등해져 다시 활개를 펴고 언제라도 증상이 나타난다. 재발률은 1형보다 2형이 더 높다. 결국 잠재적인 성병을 평생 안고 살아가는 것이다.

헤르페스 바이러스는 대상포진 바이러스와 마찬가지로 신경절을 타고 언제 어느 곳에서 증상이 나타날지 모른다. 뇌로 옮겨가면 뇌염에 걸릴 수 있다. 특히 2형 헤르페스는 몸에 열이 나고 피로감과 무기력감을 느끼기도 한다. 산모의 경우 태아에게 전염되어 심각한 문제를 초래할 수 있다. 이렇게 2형 헤르페스 바이러스에 감염된 아이는 평생 이 바이러스를 몸속에 안고 살아간다. 그러다 아이가 면역력이 떨어지면 그때 증상이 나타나는 것이다.

우리 몸의 제1 방어선을 지켜라

외부로부터 우리 몸을 지켜낼 제1 방어선은 코, 기관지, 폐, 그리고 피부이다. 코와 기관지를 통해 들어온 공기 속에 세균이나 바이러스가 섞여 있으면 우리 몸 안의 폐가 가장 먼저 영향을 받는다. 폐는 몸 안 깊숙이 있지만 가장 먼저 문제가 발생하는 곳이다. 다시 말해, 외부 항원이 침입했을 때 코, 기관지, 폐 등이 제일 먼저 이를 감지하고 면역 체계를 발동시켜 싸운다. 그래서 콧물이 나고, 기침을 하고, 열이 오르는 것이다. 이처럼 호흡을 통해 감염되면 폐에도 영향을 주어 폐렴을 일으킬 수 있다. 우리 몸이 면역력이 떨어졌을 때 가장 먼저 호흡기 질환으로 나타난다고 생각하면 된다.

뒤에서 자세히 설명하겠지만 면역 체계 교란이나 면역력 저하로 인해 나타나는 증상은 매우 다양하며 증세가 심각한 경우가 많다. 예를 들면 두드러기, 발진(피부에 작은 종기가 넓게 돋는 것), 건선(마른버짐, 까슬까슬하게 흰 버짐이 번지는 피부병), 사마귀 등과 아토피 피부염을 포함한 각종 피부염이다. 탈모도 면역력 저하로 시작되고 또 심해진다.

피부도 외부 자극에 그대로 노출되므로 말없이 전투를 치른다. 피부에 염증이 생기면 연고를 바르고, 각질이 심해지면 깨끗이 씻은 뒤 보습제를 바른다. 이는 대증적 치료법이므로 근본적으로 몸의 면역력을 강화시키려는 노력이 필요하다.

갑자기 몸이 몹시 가렵고 각질이 많아졌다면 혹시 면역력이 떨어진 것이 아닌지 의심해보자. 눈에 보이는 증상만 치료하면 원인을 규명해 치료한 것이 아니므로 환부가 더 확산되고 증상이 악화될 수 있다. 사람들은 대개 감기에 걸리면 몸이 약해졌구나, 면역력이 떨어졌구나 하며 바로 몸을 살피고 건강 관리를 한다. 그런데 피부에 문제가 생기면 대충 연고 바르고 말지 면역력까지 의심하지는 않는다.

우리 몸은 머리부터 발끝까지 피부로 덮여 있다. 우리 몸에서 피부가 얼마나 중요한지는 화상으로 피부를 잃고 고통받는 사람들의 아픔을 떠올리면 절실히 깨닫게 된다. 눈에 잘 보이지 않는 땀구멍 하나하나부터 체모 하나하나까지 쓸모없는 것이 없다. 콧속의 털 한 올도 다 역할이 있다. 코털은 숨을 들이쉴 때 콧속으로 따라 들어오는 세균을 막는다. 그리고 먼지나 이물질이 기관지로 넘어가지 못하도록 재채기를 뿜는다. 이처럼 면역 반응이 원활하도록 몸의 각 기관이 정상적으로 제 기능을 할 수 있도록 유지해야 한다.

내 몸의 SOS 신호를 무시했을 때 어떤 일이 닥칠까?

인기 있었던 미국 드라마 〈하우스〉의 에피소드 한 편을 소개하겠다.

가볍게 카드 도박을 하던 여성이 카드를 손에 쥔 채 갑자기 쓰러져 몸을 움직이지 못했다. 이 여성은 순간적으로 뇌로 가는 혈액이 부족해 허혈(조직의 국부적인 빈혈 상태) 현상이 일어나면서 일과성 허혈 발작(TIA, Transient Ischemic Attack, 뇌졸중 후 24시간 내 뇌혈관이 정상으로 돌아오는 것)을 일으킨 것으로, 아무것도 할 수 없고 아무것도 결정할 수 없는 무의지증에 빠진 상태였다.

처음에 의사들은 독극물이나 마약 복용을 의심해 검사를 실시했으나 문제가 없었다. 그런데 갑자기 이 여성이 피를 토하며 기침을 하더니 호흡 정지 상태에 이른다. 폐 조직 생검(생체 검사)을 해보니 혈관벽 안에서 백혈구가 발견되었다. 당연히 자가 면역 질환이라 진단하고 스테로이드를 처방했다. 알다시피, 자가 면역 질환은 면역 체계가 교란되어 정상 세포를 공격하는 것이다. 그러고도 여성의 상태는 좋아지지 않았고 눈의 흰자위에 황달 증상이 나타났다. 간이 망가지고 있는 것이다. 뇌에서 시작해 폐, 간 순으로 급속도로 나빠지고 있었다.

의료진은 혹시 찾지 못한 암이 있지 않을까 의심하며 전신

방사선 치료를 하기로 했다. 그런데 면역 관련 화학 검사를 해서 결과가 나오는 일주일 뒤까지, 과연 이 여성이 버텨줄 수 있을까.

이 여성이 안고 있는 병, 그 수수께끼를 푼 사람은 하우스 박사이고, 진단명은 패혈증이었다. 여성은 브래지어 후크 때문에 상처가 났는데 마침 그 상처가 눈에 띄지 않는 곳에 있어서 의료진이 오진을 할 수밖에 없었던 것이다. 항생제를 처방하면 되는 간단한 상황이었다. 그런데 방사선 치료와 스테로이드 처방으로 면역 체계가 초기화되었으니 단순한 패혈증으로 사망에 이르게 된 것이다.

안타까움은 제쳐두고, 이 에피소드에서 주의 깊게 봐야 할 것은 바로 면역 체계가 완전히 망가졌을 때의 상황이다. 우리의 몸은 계속 우리에게 신호를 보낸다. 그 신호를 의료진이 정확히 읽어내지 못했다. 그런데 그녀는 후크 때문에 상처가 났을 때 몰랐던 걸까?

아마 전혀 모르진 않았을 것이다. 우리 몸의 말초 신경이 피부뿐만 아니라 내부 장기에서 수집된 감각을 중추신경으로 전달하는 역할을 하기 때문이다. 만성 당뇨 환자의 경우 말초 신경이 둔감해져 아주 작은 상처가 났을 때 따끔한 통증을 못 느낄 수도 있다. 그러나 건강한 사람은 분명히 통증을 느낄 것이고, 염증이 생기지 않고 빨리 아물도록 연고를 바를 것이다. 염증이 생기고 고름이 잡히면 열감도 느낀다.

에피소드 속의 여성은 호흡이 가빠지고 구역감을 느꼈을지도 모른다. 발열, 빈맥, 호흡수 증가, 혈압 저하, 피부 반점, 멍, 구토, 구역질 같은 패혈증 증상 가운데 무엇 하나라도 나타났을 테니 자각 증상이 전혀 없었다고 할 수는 없다. 결국 이 여성은 그녀의 몸이 보낸 최초의 SOS 신호를 무시했던 것이다.

우리 몸이 보낸 SOS 신호를 무시하면 어떻게 될까? 한마디로 죽음에 이를 수도 있다. 면역 체계는 우리 몸을 지키는 최고의 방어 체계이자 보안 체계이다. 그러나 체계가 아무리 잘 갖추어져 있어도 체계가 보내는 신호를 무시하고 관심 갖고 지켜보지 않는다면 아무 소용이 없다. 우리 몸의 면역 체계는 우리가 일부러 의식하고 직접 명령하지 않아도 스스로 알아서 구동되지만 모든 질병을 막아낼 수 있는 완벽한 방어 체계는 아니기 때문이다.

면역력이 무엇인지 잘 이해하는 것이 첫 번째 단계이고, 몸 관리를 잘 하려는 노력이 두 번째 단계이다. 세 번째 단계는 우리 몸이 보내는 신호를 잘 읽어내어, 이겨낼 수 없다며 SOS 신호를

면역 파워 ●

보낼 때 의료진의 도움을 받는 것이다. 이것이 100세 시대를 건강하게 살아내는 방법이다.

3장

무병장수의 꿈은 유사 이래 언제나 있었다. 중국의 진시황은 불로불사의 꿈을
이루기 위해 신비의 명약을 찾으라며 사신까지 파견하지 않았던가. 무엇을 먹고
어떻게 생활해야 오랫동안 건강하게 살 수 있을까?

생활을 바꾸면
건강도 되찾는다

현대인의 건강, 무엇이 문제일까?

잠은 명약, 밥은 보약, 피로는 독약

식단을 바꿔야 건강하게 오래 산다

건강의 첫 단추, 쾌적한 장

현대인의 건강,
무엇이 문제일까?

편리해진 생활이 만든 불치병, 비만

한때는 배가 두두룩하고 풍채가 있는 것이 부의 상징처럼 여겨졌다. 그래서 살집이 없고 깡마르면 없어 보인다고 했다. 그때는 지금처럼 먹을 것도 많지 않았고, 맛있는 것을 골라 먹기보다는, 배를 곯지 않는 게 더 중요했다.

그런데 이제는 그렇지 않다. 비만은 자기 관리에 실패한 것, 그리고 게으른 것이라고 여긴다. '잘 먹는다'는 개념도 양이 아니라 질, 더 맛있고 귀한 음식을 먹는 것으로 바뀌었다. 그리고 잘 먹더라도 뚱뚱해지지 않도록 남녀노소 구분 없이 다이어트를 한다. 주린 배를 채우기 위해서가 아니라 맛을 즐기며 음식을 먹지만 살찌는 것은 누구나 싫어한다. 비만이 건강을 해치는 만병의 근원임을 알기 때문일까.

살찌고 비만한 것은 정말 게으르기 때문일까? 살이 찌는 이유는 음식으로 섭취한 열량을 다 소비하지 못해 몸속에 지방으로 축적되었기 때문이다. 섭취한 열량을 소비하려면 몸을 움직여야 한다. 몸을 움직여도 소비되지 않고 남은 열량이 쌓여 몸이 비만해진다는 것은 움직임이 부족했다는 뜻이다. 곧 '운동 부족'이다. 그러니 비만의 원인이 오직 게으름이라고 하는 것은 옳지 않다.

TV로 방영된 다큐멘터리에서 타라우마라족을 본 적이 있다. 타라우마라족은 중앙아메리카에 위치한 멕시코의 험준한 산악지대 오지에 산다. 스스로를 '달리는 사람들'이란 뜻의 '라라무리'라 부르는 그들은 유사 이래 가장 빠르게 달리고, 또 오래 달리는 사람들로도 유명하다.

이들 부족은 라라히파리라는 달리기 축제를 열어, 밤새 술을 마시고 흥겹게 춤을 추며 놀다가도 동이 트면 미친 듯한 속도로 달리기 시작하고는 이틀 동안 멈추지 않는 초인적인 힘을 발휘

한다. 그러니 스스로를 '달리는 사람들'이라 부르는 것도 과언이 아니다.

타라우마라족의 신비로움은 비단 달리기에만 있지 않다. 세상과 단절한 채 오지 산속의 자신들만의 세상에서 살고 있는 이 원시 부족에게는 질병도, 전쟁도 없다. 당뇨병이나 심장병과 고혈압 같은 만성 질환은 찾아볼 수 없었다. 그들은 그저 달리는 것에서 즐거움을 느끼며 행복하고 건강하게 산다.

그런데 이들 부족이 달라졌다. 달리기를 멈추고 문명을 접한 일부가 세상 밖으로 나오면서 대부분 초고도 비만의 거구가 되었고, 당뇨와 고혈압 등의 질병에 노출되었다. 과연 이들이 게을러졌기 때문일까?

다큐멘터리에서는 초고도 비만이 되어버린 타라우마라족 사람들의 모습을 보여주며 그들의 달라진 식단을 지목했다. 오지에서 생활하던 그들은 사냥을 해 필요한 영양분을 섭취하였지만, 세상에 나온 뒤 고칼로리 음식을 즐기게 되었다. 또 달릴 이유가 없어져서 더 이상 달리지 않았다. 과거의 삶보다 고열량 음식을 먹으면서도 오히려 몸은 움직이지 않았으니 몸에 점점 지방이 축적되고 초고도 비만 상태로 불어난 체중을 주체할 수 없어진 것이다. 이것은 게을러서가 아니다. 달리지 않아도 되는 환경, 즉 편리해진 생활 환경과 고칼로리 음식 섭취 때문이다.

다큐멘터리에서 비만 전문의는 이렇게 말한다. 비만은 질병이자 불치병이라고. 또 다른 학자는 과다한 당 섭취로 인한 비만은 환경 변화와 더불어 찾아온 재앙이라고도 했다. 아마 이 방송을 본 사람이라면 누구나 남 일 같지 않다며 공감했을 것이다.

문명사회와 떨어진 이 부족만의 문제가 아니다. 오늘날 대한민국에서 살고 있는 사람들, 아니 현대 사회를 살아가는 전 세계 모든 사람들의 문제라고 본다. 끼니를 때우기 위해 숨 가쁘게 산과 들을 달리고 달려 사냥할 일은 더 이상 없어졌다. 밥 한 솥을 하기 위해 농사지을 일도 없다. 어디 그뿐인가. 불을 피우기 위해 산을 올라 나무할 일도 없다. 일일이 손으로 빨래할 일도, 몸을 부지런히 움직여 청소할 일도 적어졌다. 인간 대신 해주는 기계가 있기 때문이다. 걸을 일도 줄어들었다. 가까운 슈퍼에 갈 때도 차를 운전해 가는 이들이 주변에 많다. 우리의 육체노동을 대신해줄 이런 기계를 살 돈만 있으면 된다. 몸을 쓰는 일이 줄어들었고, 회사원의 대부분은 하루 종일 책상 앞에 앉아 시간을 보낸다. 그 덕분에 열량 소비는 더 줄어들었다.

몸은 정말 편해졌다. 일부러 땀 흘리며 수고할 필요가 없어졌다. 그러나 우리의 정신 상태는 극도로 예민해졌고 날카로워졌다. 스트레스를 받으니 즐겁지 않다. 즐겁지 않을 뿐만 아니라 만병의 근원인 스트레스 때문에 병치레도 많다. 비만한 몸 탓에 질병이 생기고, 스트레스는 그것을 부추긴다. 예전에는 없던 온갖 암과 성인병이 우리들의 삶을 야금야금 갉아먹고 있다.

몸에 무리를 주지 않는 적당한 운동은 정신적 스트레스를 해소해준다. 몸이 편해진 만큼 게을러졌기 때문에 스트레스를 줄이려면 일부러 운동을 해야 한다. 한편으로는 운동할 시간을 내지 못할 만큼 바빠서 잠도 충분히 자지 못한다. 한마디로 현대인의 생활은 건강을 해치는 것들의 악순환이라고 해도 과언이 아니다.

여러분은 지금 정상 체중인가? 만약 그렇지 않다면 그 이유는 무엇일까? 자신이 게으르다고 생각하는 사람도 있을 것이다. '운동할 시간이 없다'고 말할 수밖에 없을 만큼 바쁘게 살고 있는 사람도 있을 것이다. 바쁜 만큼 스트레스도 많을 텐데, 그 스트레스를 먹는 것으로 해소하는 사람도 있을 것이다. 육체노동도 줄고 몸을 움직일 일이 줄었는데도 매일같이 기름진 음식이나 고칼로리 음식을 섭취하는 사람도 있을 것이다. 소비하지 못한 열량이 여러분의 몸을 망가뜨리는 중이다. 우리 건강을 해치는 것은 과연 누구 때문인지 생각해보자.

영양 불균형과 고열량 음식 섭취

현대인은 곡류 및 채소 섭취가 줄고 육류 등 동물성 식품 섭취가 증가해 영양 불균형 상태에 있다. 이는 좋지 않은 식습관 때문이다. 회식 등의 식사 모임에서 한 번 걸러 꼭 끼는 메뉴가 고기이다. 육류 소비는 점점 많아지고 또 가격도 싸졌다. 그런데 이런 육류 소비의 증가가 비만과 직결된다. 특히 붉은 고기를 꾸준히 섭취하면 가금류(닭, 칠면조 등)를 섭취한 사람에 비해 대장암이나 직장암 발병률이 50퍼센트나 높다는 연구 보고가 최근 보도되었다. 또 지나친 육류 섭취는 생활 습관병과 암, 뇌혈관 질환, 심장 질환, 당뇨병 등을 유발하는데, 청년기보다 노년기 사이에 더욱 두드러진다.

현대인의 식습관에서 두 번째 문제점은 넘쳐나는 인스턴트 식품이 우리 식탁을 점령하고 있다는 것이다. 문제는 인스턴트 식품 자체가 영양 성분이 불균형하다는 것이다. 1일 섭취해야 할 기본 영양소를 다 섭취할 수 없으며, 식이 섬유의 결핍으로 대장 질환에 직접적으로 영향을 미치기도 한다. 또한 인스턴트 식품에 첨가된 방부제, 맛과 색을 돋우려 첨가된 여러 첨가물이 몸 안에 축적되는 것 또한 건강에 이롭다고 할 수 없다. 이 밖에도 맛을 내기 위해 설탕과 나트륨 함량을 높였다는 것도 문제다.

대개 우리가 하루에 섭취해야 할 기본 권장량을 훨씬 웃도는 양이다.

현대인의 식습관에서 세 번째 문제점은 하루 권장 섭취량을 넘어서는 과도한 칼로리 섭취다. 체중과 신장에 따라 다소 차이가 있지만, 대한영양사협회의 공식 자료에 따르면 40대 여성의 경우 하루 평균 1,900칼로리(50대는 1,800칼로리), 40대 남성의 경우 2,400칼로리(50대는 2,200칼로리)가 필요하다. 우리가 흔히 먹는 달걀 푼 라면 한 그릇은 대략 540칼로리이다. 밥 한 공기(200그램)를 말아먹는다면 300칼로리가 추가된다. 만약 라면을 먹은 뒤 인스턴트커피(12그램)를 한 잔 마신다면 약 50칼로리가 추가된다. 이렇게 한 끼를 때울 경우 약 900칼로리를 섭취한 셈이다. 이렇게 하루 세 끼를 먹으면 2,700칼로리를 섭취하게 된다. 40대 남성의 경우 하루 필요량보다 300칼로리를 더 섭취한 셈이다.

우리는 밥만 먹는 게 아니라 간식도 먹고 야식도 먹는다. 얼마 전에 우리 드라마 한 편으로 중국 대륙에 열풍을 일으킨 치맥(치킨과 맥주)을 보자. 성인 두 명이서 후라이드 치킨 한 마리를 배달시켜 캔 맥주 두 캔씩을 같이 먹는다고 해보자. 후라이드 치킨 한 마리는 약 2,000칼로리이다. 맥주 한 캔(355밀리리터)은 약

* 우리가 흔히 먹는 음식물의 열량

음식명	열량	음식명	열량
쌀밥 한 공기 (200그램)	300칼로리	후라이드 치킨 (한 마리)	2,000칼로리
햄버거 세트	815~1215칼로리	삼계탕 (1,000그램)	약 917칼로리
돈가스 (등심, 200그램)	약 624칼로리	갈비탕 (600그램)	약 237칼로리
짜장면 (650그램)	약 797칼로리	피자 1조각 (150그램)	250~320칼로리
짬뽕 (1,000그램)	686칼로리	캔 맥주 (355밀리리터)	240칼로리
김밥 한 줄 (200그램)	318칼로리	크림소스 스파게티 (400그램)	838칼로리

240칼로리이다. 한 사람이 섭취한 열량은 모두 1,480칼로리이다. 끼니 대신 치맥을 먹은 게 아니라면 엄청난 칼로리를 섭취한 것이다.

입이 즐겁다고 계속 맛있는 음식만 찾으면 당장은 살이 찌는 것 말고는 별 문제가 없어 보일 것이다. 실제로 많은 사람들이 눈에 띄는 증상이 몸에 나타나야 사태의 심각성을 깨닫기 때문에 음식에 대해서는 크게 고민하지 않는다. 그러나 운동 부족인 상태에서 주기적으로 고열량 음식을 계속 섭취하면 비만해질 수밖에 없다. 비만은 혈관 장애와 성인병의 주요 원인이다. 특히 최근에는 당뇨병의 가장 주목할 만한 중요 위험 인자로 비만이 꼽혔다. 따라서 당뇨병을 예방하기 위해서라도 열량과 지방 섭취를 줄여야 한다.

혈당을 낮추는 인슐린이 제 기능을 발휘하지 못해 포도당을 충분히 연소시키지 못하는 2형 당뇨병이 근래에 매우 증가하는 추세이다. 2형 당뇨병은 고열량, 고지방, 고단백 식단이 불러오는 질병이며, 특히 운동이 부족하고 스트레스가 많은 환경 요인과도 관련이 있어 보인다.

이제는 선택을 해야만 한다. 미래를 생각하지 않고 오늘 당장의 즐거움을 위해 기름지고 맛있는 음식만 찾는다면 훗날 우리의 건강은 돌이킬 수 없는 지경이 될 수 있다. 건강은 잃고 나면 다시 되찾기 힘들다. 특히 성인병은 큰 문제를 일으키지 않도록 평생 잘 관리하며 안고 가야 할 짐이다.

기대 수명이 100세를 바라보는 시대다. 50대, 60대 그 후에 우리는 어떤 모습으로 살고 있을까? 온갖 질병으로 고통스러운 시간을 보내고 싶지 않다면 건강할 때, 바로 지금부터 스스로를 돌봐야 한다. 건강은 돈으로 살 수 없고, 누구도 나 대신 아파줄 수 없다.

잠은 명약, 밥은 보약,
피로는 독약

잠을 잘 자야 하는 이유

"잠이 보약이야. 푹 자야 해."

모두들 이렇게 말한다. 억만 번 말해도 지나치지 않을 텐데, 알면서도 잠을 푹 자기는 쉽지 않다. 일이 바빠지면 잠을 줄이고, 놀기 위해 또 잠을 줄인다. TV를 보느라 늦게 잠들고, 스마트폰을 가지고 놀다가 늦게 잠든다. 공부하는 학생들도 좀 더 성적을 올리기 위해 잠을 줄인다. 잠은 이렇게 늘 맨 뒷전으로 밀리기 일쑤다. 그러면서 죽으면 실컷 잘 거라며 덜 자는 것이 좋

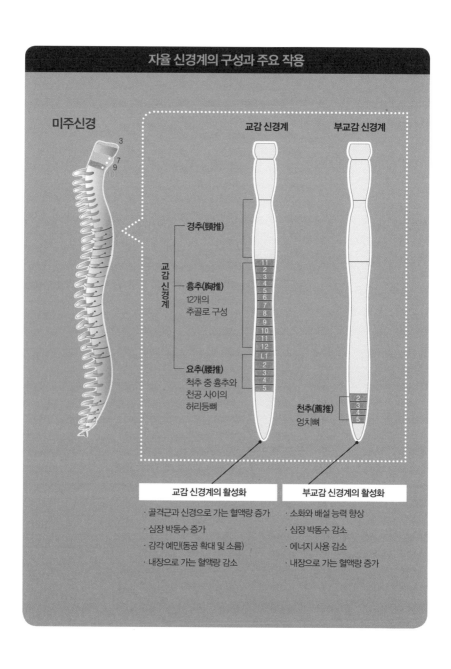

자율 신경계의 구성과 주요 작용

미주신경

교감 신경계

부교감 신경계

3
7
9
10

교감
신경계

경추(頸椎)

흉추(胸椎)
12개의
추골로 구성

요추(腰椎)
척추 중 흉추와
천공 사이의
허리등뼈

천추(薦椎)
엉치뼈

교감 신경계의 활성화

· 골격근과 신경으로 가는 혈액량 증가
· 심장 박동수 증가
· 감각 예민(동공 확대 및 소름)
· 내장으로 가는 혈액량 감소

부교감 신경계의 활성화

· 소화와 배설 능력 향상
· 심장 박동수 감소
· 에너지 사용 감소
· 내장으로 가는 혈액량 증가

은 듯 말하기도 한다. 대부분 잠자는 시간을 아깝다고 생각하기 때문이다.

우리 몸은 자율 신경에 의해 움직인다. 자율 신경은 우리가 명령하지 않아도, 그리고 우리가 의식하지 않아도 생명을 이어나가도록 기본적인 활동을 조절하는 기능을 한다. 위장의 연동 운동과 소화액 분비를 조절하고, 심장 박동을 조절하며, 방광의 수축과 팽창, 그리고 동공의 확대와 축소도 조절한다.

자율 신경은 교감 신경과 부교감 신경으로 나뉜다. 교감 신경은 우리 몸에 위급한 상황이 닥쳤을 때 대처하는 기능을 한다. 예를 들어 길을 걷다가 갑자기 나타난 장애물을 피할 수 있도록 하는 것, 즉 우리가 의식하지 않아도 알아서 우리 몸을 조절해주는 것이 교감 신경이다. 우리 몸이 스트레스를 받으면 교감 신경이 활성화되어 위급한 상황에 대처할 수 있도록 우리 몸을 긴장시킨다. 심장 박동 수가 증가하고 호흡도 빨라지며 혈관 수축이 일어나고 위, 장의 움직임이 저하되며 방광이 이완된다.

부교감 신경은 우리 몸이 긴장을 풀고 편안히 쉬게 한다. 심장 박동이 느려지고 동공이 수축하며, 근육을 이완시키는 등 우리 몸의 에너지를 절약하고 저장하는 기능을 한다. 또 소화액 분비를 자극하고 위의 연동 운동을 촉진해 소화와 흡수를 돕는다.

그런데 우리가 잠을 잘 자지 못하거나 잠이 부족하면 교감 신경이 지나치게 긴장해서 자율 신경계의 균형이 무너지게 된다. 심장 박동이 빨라지고 혈압이 상승해 고혈압 등 심혈관 질환을 일으킬 수 있다. 혈압이 높으므로 뇌혈관 질환의 위험도 높아진다. 바로 뇌혈관이 막히고 뇌조직이 괴사하는 뇌경색, 뇌혈관이 터지는 뇌출혈 등이다.

"사장님, 오늘 자로 입금된 어음이 모두 부도 처리되었다고 합니다."

"아니, 뭐라고?"

TV 드라마에서 자주 보던 상황인데, 이때 사장 역할을 맡은 배우는 충격을 받아 목뒤를 잡고 쓰러진다. 충격적인 소식을 접하는 바람에 교감 신경이 긴장하여 순간적으로 혈압이 상승하기 때문이다. 평소에 고혈압이나 동맥경화 등 문제가 있는 사람은 건강한 사람보다 더 위험할 수 있다. 이런 상황에 대비해 병원에서는 교감 신경 억제제를 처방하기도 한다.

다이어트하는 사람들은 특히 잠을 일찍 자도록 노력해야 한다. 밤늦게까지 깨 있으면 야식의 유혹을 물리치기 힘들다. 특히 저녁을 굶거나 저녁을 일찍 먹는 식으로 다이어트를 하고 있다면 밤이 깊을수록 위에서 공복 호르몬인 그렐린(ghrelin)이 분비되어 식욕이 촉진된다.

성장기의 청소년들도 밤늦게까지 공부하면 지방 분해 기능을 하는 성장 호르몬 분비가 억제되어 비만해질 수 있다. 성적과 성장, 둘 다 중요하니 시간 안배를 잘하고, 시간을 효율적으로 써야 한다.

잠이 부족한 사람들은 당뇨병에 걸릴 위험이 높다. 콩팥의 부신 피질에서 분비되는 호르몬인 코르티솔은 혈압과 포도당 수치를 높인다. 수면 시간이 부족하면 인슐린 민감성이 떨어지고 인슐린 저항성이 커져 혈당 조절에 어려움을 겪게 된다. 이는 당뇨병 위험군이 되는 것이다.

크고 작은 질병도 문제이지만, 수면이 부족하면 당장 우리 몸의 면역력이 떨어진다. 잠이 부족하면 피로가 쌓여 당연히 면역력이 떨어진다. 감기에 잘 걸리는 사람, 몸 여기저기에 염증이 잘 나는 사람은 충분히 잠을 자도록 노력해야 한다.

주중에는 야근에, 약속에 푹 자지 못하고 주말에 몰아 자는 사람도 있다. 주말에 잠을 잘 보충하면 당뇨병 위험을 낮출 수 있다는 연구 결과도 있다. 그래도 규칙적으로 잠을 자는 게 좋다. 한 가지 일에 전력을 다해 몰두하다가 수면 부족은 물론, 만성 피로와 무기력증에 시달린다면 '번아웃 증후군'을 의심해봐야 한다. 실제로 우리나라 직장인의 85퍼센트가량이 이 증후군에 시달린다고 한다.

불면증을 이겨내자

전기가 발명되기 이전, 해가 떨어지면 자야 했던 시절에는 아마 수면 부족 현상이 없었을 것이다. 호롱불 밝히던 시절에는 책 읽는 선비와 바느질하는 아낙 말고는 어두워지면 대부분 잠자리에 들었다. 호롱불을 끄고 나면 암흑천지에 달빛만 비추었을 테니 잠자기에 완벽한 상황이었다. 그러나 요즘은 다르다. 해가 져도 밤이 낮만큼 환하고 할 일도 많고 갈 데도 많다.

많은 사람들이 환경 변화나 심리적인 이유로 수면 장애에 시달린다고 호소한다. 실제 어느 조사에 따르면, 성인의 약 3분의 1가량이 불면증을 겪은 적이 있다고 대답했다. 불면증의 원인은 여러 가지다. 여행으로 인한 시차, 이직이나 이사 등의 규칙적인 생활 리듬이 바뀌는 경우, 만성 질환을 갖고 있어 통증이 있는 경우, 음주, 우울하거나 심리적으로 불안정할 때 등 다양한 원인이 불면증을 일으킨다. 물론 스트레스도 원인이 된다.

딱히 불면증이 아닌데도 늘 잠이 부족하다고 느끼고, 긴 시간 자고 일어나도 피로가 풀리지 않은 것처럼 느껴진다면 수면 습관 말고도 자신의 생활 습관에 문제가 없는지 살펴보는 것이 좋다. 지난 한 달간의 생활을 돌아보며 다음 테스트를 해보자.

매일매일 나의 잠에 대한 평가를 좀 더 쉽게 확인할 수 있는 방법으로는 아래의 세 가지 질문에 대한 답을 확인해보면 된다.

1) 잠을 잘 잡니까?

2) 자면서 꿈을 많이 꾸십니까?

3) 자고 나면 개운하십니까?

이 세 가지 질문에 하나라도 '아니요'라고 답했다면 수면에 문제가 있다고 볼 수 있다.

그렇다면 불면증이 아닌 경우, 수면을 방해하는 요소에는 어떤 것이 있을까?

· 침대에 누워 TV를 보다가 켜놓은 채 잠이 든다.

· 깊은 잠을 자기 위해 술을 마신다.

· 잠자리에서 스마트폰으로 게임을 한다.

· 뜨거운 물로 샤워를 한 후 잠자리에 든다.

· 높은 베개가 편하다.

TV나 스마트폰이 발산하는 빛은 우리 뇌로 하여금 밤이 아니라 낮이라고 착각하게 만들기 때문에 수면에 방해된다. 성인의 경우 적정 수면 시간은 7~9시간인데, 사실 수면 시간도 중요하지만 수면의 질도 중요하다. '수면 호르몬'이라 불리는 멜라토닌(melatonin)은 어두운 밤에 주로 분비되며 밤이 되면 우리 몸을 잠들게 하는 역할을 한다. 따라서 밝으면 멜라토닌 분비가 줄고 나이가 들어도 멜라토닌 분비가 준다. 잠자리를 어둡게 할 수 없다면 수면 안대도 도움이 된다.

열대야에 쉽게 잠들지 못하듯이, 약간 체온이 떨어져야 깊은 잠에 빠지므로 잠들기 직전에 뜨거운 물로 샤워하는 것은 수면에 도움이 되지 않는다. 오히려 가벼운 스트레칭으로 근육의 긴장을 풀고 몸을 이완시키는 게 좋다.

술을 마시고 잠이 들면 우리가 자는 동안에도 우리 몸은 알코올을 분해하기 위해 활발히 대사 활동을 하므로 깊은 수면에 들지 못한다. 잠이 안 와서 술을 마시는 사람도 있고, 술을 마셔서 잠이 못 드는 사람도 있다. 어떤 사람은 술이 도움이 된다고 느끼겠지만 술이 수면을 돕는 것은 결코 아니다.

면역 파워 ●

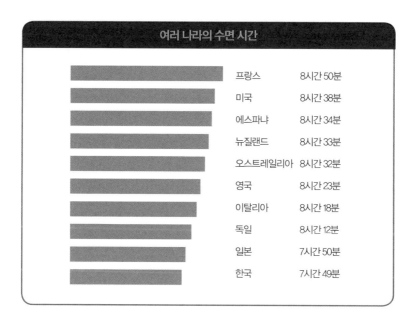

여러 나라의 수면 시간	
프랑스	8시간 50분
미국	8시간 38분
에스파냐	8시간 34분
뉴질랜드	8시간 33분
오스트레일리아	8시간 32분
영국	8시간 23분
이탈리아	8시간 18분
독일	8시간 12분
일본	7시간 50분
한국	7시간 49분

가급적 몸을 조이지 않는 편안한 옷을 입는 게 좋다. 베개가 너무 높으면 목에 무리가 가고 코골이의 원인이 될 수 있으니 잠자는 자세에 따라 적당한 높이의 베개를 선택하는 것이 좋다.

이렇게 잠자리를 바꾸고 잠들기 전에 준비를 마치고도 3, 4주 이상 푹 자지 못한다면, 병원을 찾아 전문의와 상담하는 것이 바람직하다.

우리가 자는 동안에도 우리 몸은 많은 일을 한다. 우리가 수면 상태에 빠져야 피로가 누적된 뇌의 활동도 주기적으로 회복하게 된다.

잠을 소홀히 생각해선 안 된다. 우리가 잠이 들면 낮 동안 고생한 장기는 느려지고 조용해지는데, 오히려 뇌는 낮에 할 수 없었던 기능을 활성화시키고 하루를 정리하는 역할을 한다.

만성 피로에서 탈출하자

많은 사람들이 피로를 호소한다. 주의력과 집중력이 떨어진 직장인은 업무 중 실수를 하고, 학생들은 공부해도 머릿속에 들어가지 않아 스트레스를 받는다. 스트레스로 피로가 쌓였는데, 그 피로가 만드는 증상들 때문에 다시 또 스트레스를 받는 악순환이 계속된다.

피로가 쌓이고 스트레스가 가중되면 면역력이 떨어진다는 것은 누차 이야기했다. 과로는 피로가 누적되어 생기는 생리적 상태를 뜻한다. 과로 상태에는 여러 질병에 노출될 수밖에 없다. 또한 쉬지 못하고 혹사하는 동안 우리 몸은 바짝 긴장하므로 교감 신경이 활성화된다. 교감 신경의 긴장 상태가 지속되면 활성 산소가 대량 발생한다.

체내에 들어온 영양소와 산소는 혈액을 타고 세포로 이동해 세포 안에서 에너지를 생성한다. 이때 생성된 활성 산소는 유해 산소로 우리 신체 조직을 공격하고 세포를 손상시키면서 노화의 원인이 된다. 피곤하면 늙어 보인다는 말이 전혀 일리 없는 말은 아니라는 것이다.

이런 상태가 지속되면 간에 무리가 간다. 간은 대사 작용에 관여하기 때문에 우리 몸에서 관여하지 않는 곳이 없을 정도로 중요한 장기이다. 간에서 주목할 것은 쿠퍼 세포(kupffer's cell)이다. 쿠퍼 세포는 세균과 바이러스에 대항하는 항체인 면역 글로불린(감마 글로불린globulin)을 생성한다. 그런데 간 기능이 저하되면 쿠퍼 세포의 기능이 떨어지고 이는 면역력이 떨어지는 결과를 낳는다. 곧 간의 건강을 지키는 것이 면역력을 지키는 것이다.

피로에서 탈출하는 방법은 당연히 휴식이다. 앞서 말한 대로 수면을 충분히 취하고 수면의 질도 높여야 한다. 간이 망가지지 않도록 잦은 음주를 피하는 것도 필요하다. 불필요하게 약을 장기 복용하는 것은 간을 힘들게 한다. 우리가 먹는 모든 약은 간에서 반드시 해독 작용을 거치게 되어 있기 때문이다. 먹지 않아도 되는 약을 먹는 것은 당신의 상사가 당신에게 퇴근하지 말고 일하라며 하지 않아도 되는 일을 던져주는 것과 같다. 간도 휴식이 필요하다.

피로를 풀려면 잘 쉬어야 한다. 잘 먹고 잘 자라는 이야기다.

스트레스로부터 탈출하기 좋은 방법은 비용이 발생하는 것과 그렇지 않은 것이 있다. 비용을 들인다면 여행을 떠나 모든 일상에서 탈출하는 것이다. 그러나 너무 무리한 일정은 곤란하다. 그것 또한 나의 몸에는 스트레스와 피로를 주기 때문이다.

그래서 비용이 들지 않는 방법을 추천한다. 산책하거나 심신을 쉬게 하는 클래식 음악 감상 등이 좋다. 가장 기본적인 휴식은 육체의 휴식이기도 하지만 뇌의 휴식을 불러오는 것이 진정한 휴식이다. 명상을 하는 것도 큰 도움이 된다. 명상이 어렵다면 차라리 생각을 멈추고 무념무상 상태로 앉아 있는 것으로 뇌를 쉬게 하자. 유명한 과학자들이나 예술가, 철학자 들은 산책을 하며 사색하는 것으로 심신을 쉬게 했다. 아무 생각 없이 멍하니 있는 것도, 사색하며 산책하는 것도 우리 몸에 좋은 휴식이다.

가볍게 몸을 움직이고 호흡을 정리하면 분위기가 전환되며 새로운 기운이 충만해진다. 업무 도중에 잠시 시간을 내어 긴장으로 뻣뻣해진 몸을 일으켜 세워 팔다리 운동 등 가벼운 스트레칭을 하자. 굳어진 몸이 풀어지고 이완되어 몸과 마음이 편안해진다.

늘 자신과 대화하는 것도 좋다. 마음속으로 자신의 이름을 부르며 하루 종일 수고한 자신을 칭찬하자. 퇴근길에 가볍게 마사지를 받는 것도 좋은 방법이다. 육체의 피로도 풀리겠지만 스스로에게 상을 내림으로써 마음도 즐거워질 수 있다.

휴식은 생활 속에서 규칙적으로 하는 것이 바람직하다. 너무 많이 쉬면 게을러지므로 이 또한 건강에 좋지 않다. 기상 시간과 취침 시간을 정해놓고 되도록 지키려고 노력하고, 일을 하는 동안 짬을 내어 휴식 시간을 갖도록 규칙을 세우자. 점심 식사 후 나른함이 몰려올 때는 잠깐 눈을 붙이고 낮잠을 자는 것이 상당히 효과 있다.

경제협력개발기구(OECD) 발표에 따르면, 회원국 18개 나라를 조사한 결과 한국인의 수면 시간이 제일 짧았다. 반대로 직장인들의 근무 시간은 세계 2위를 기록했다. 한국인의 수면 시간은 총 7시간 49분으로 조사되었는데, 직장인과 학생의 수면 시간은 이보다 훨씬 적었다. 쉬지 못하고 근무 시간이 긴 한국 사람의 노동 생산성은 선진국 중 최하위다. 당연한 일이다. 쉬지 않고 일하는데 효율적일 리가 없지 않은가. 직장인이 성과를 내기 위해 밤 늦도록 일하는 것이 별 도움이 되지 않는다는 방증이다. 피로도는 높아지고 건강도 해친다. 그러니 열심히 일한 만큼 충분히 휴식을 취해 피로와 만성 피로에서 탈출하는 것이야말로 건강을 지키고 면역력을 높이는 길이다.

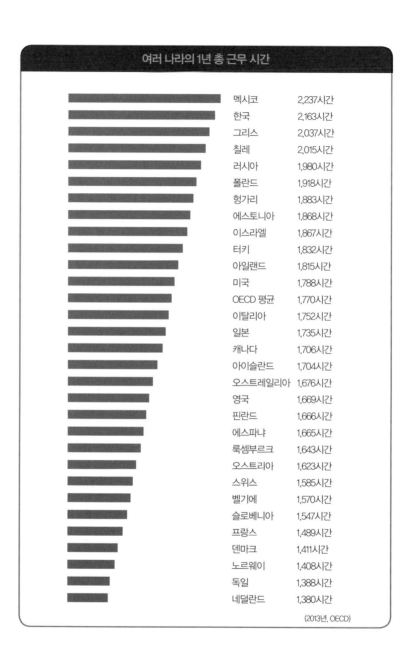

여러 나라의 1년 총 근무 시간

멕시코	2,237시간
한국	2,163시간
그리스	2,037시간
칠레	2,015시간
러시아	1,980시간
폴란드	1,918시간
헝가리	1,883시간
에스토니아	1,868시간
이스라엘	1,867시간
터키	1,832시간
아일랜드	1,815시간
미국	1,788시간
OECD 평균	1,770시간
이탈리아	1,752시간
일본	1,735시간
캐나다	1,706시간
아이슬란드	1,704시간
오스트레일리아	1,676시간
영국	1,669시간
핀란드	1,666시간
에스파냐	1,665시간
룩셈부르크	1,643시간
오스트리아	1,623시간
스위스	1,585시간
벨기에	1,570시간
슬로베니아	1,547시간
프랑스	1,489시간
덴마크	1,411시간
노르웨이	1,408시간
독일	1,388시간
네덜란드	1,380시간

(2013년, OECD)

면역 파워 ●

공부를 열심히 하지 않고 시험 점수를 잘 받을 수 없는 것처럼 불안, 우울, 짜증, 분노, 화, 억울함, 억눌림과 같은 스트레스와 연관된 여러 문제들을 해결하지 않고는 충분하고 깊은 수면을 취할 수 없다.

그런데 대부분의 사람들은 불면이나 수면 장애의 경우 수면제 처방을 원한다. 수면제는 아주 일시적으로 사용하는 경우 잠을 잘 수 있게 해준다. 하지만 근본 원인들에 대한 대책을 강구하지 않으면 점점 더 잠을 잘 수 없게 된다. 근본 원인을 없앨 수 있다면 그게 최선이겠지만 그렇지 못할 경우엔 이에 대한 약물의 도움을 받아야 한다. 그 약물들이 바로 항우울제, 항불안제이다. 이런 약물들로 스트레스로 인해 나타나는 짜증, 분노, 화, 억울함, 불안, 우울감 등을 조절하는 것이 결과적으로 잠, 수면의 질을 높일 수 있는 방법이다.

단순히 수면제를 지속적으로 투여하는 것은 끝까지 좋은 잠을 잘 수 있는 방법이 아니다. 장기 사용하면 수면제의 양이 점차 늘어나게 되는데, 수면제는 양을 늘려도 효과는 더 늘어나지 않는 천장 효과를 가진 약물이기 때문에 어느 순간이 되면 더 이상 잠을 잘 자게 해주지 못한다. 또 하나의 부작용으로 수면제를 복용한 이후부터 깨어날 때까지의 시간 동안 어떤 일을 했는지 스스로 기억할 수 없는 상태가 나타날 수 있다. 유명인들의 극단적 선택이 수면제의 오, 남용과 연관이 있다는 보고가 되어 있는 상황을 그냥 무시할 수는 없다.

잠을 잘 자기 위해서는 정서적 안정과 행복감, 성취감 등이 지속적으로 필요하다.

식단을 바꿔야
건강하게 오래 산다

밥이 보약이다

사람은 음식물을 통해 영양소를 섭취하고 에너지를 만들어 생명을 유지한다. 영양소는 우리 몸을 구성하고 에너지를 낼 수 있도록 해준다. 필요한 영양소를 골고루 섭취하면 우리 몸의 면역력이 높아지고 병이 와도 이겨낼 수 있도록 체력을 단련할 수 있다.

따라서 평소 올바른 식습관을 갖는 것만으로도 면역력을 유지하는 데 도움이 된다. 그러나 삶이 여유로워지고 물질적으로 풍요로워진 현대 사회에는 음식물을 잘못 섭취한 경우 생명을 유지하는 데 오히려 독이 될 수도 있다. 고열량, 고단백, 고지방 음식물 위주로 섭취하면 비만해진다. 반대로 편식을 하는 경우 영양 불균형을 가져온다.

실제 현대인의 질병은 이러한 잘못된 식습관에서 오는 것들이 대부분이다. 고혈압이나 당뇨, 각종 혈관 장애와 같이 나이 든 성인층에서 주로 발병하는 질병이 이제 젊은 층에서도 심심치 않게 발견되고 있다.

우선은 편식하지 않고 골고루 먹는 습관이 필요하다. 또 지나치게 육류 위주의 식단보다 생선과 채소까지 골고루 섭취하는 것이 좋다. 흰 쌀밥보다 현미밥이나 잡곡밥이 더 좋다. 되도록 제철 음식으로 식단을 짜면 맛도 좋고 신선도 높은 음식을 섭취할 수 있다. 무엇보다 우리 몸에 필요한 영양소와 각종 미네랄과 식이 섬유까지 골고루 섭취하는 것이 좋다.

현미는 도정을 한 백미에 비해 지방, 단백질, 비타민 B_1, B_2가 풍부하다. 곡류의 배아나 외피에 많이 함유되어 있는 아연과 쌀눈에 많이 함유되어 있는 셀레늄(selenium) 등의 미네랄을 섭취할 수 있다. 아연과 셀레늄은 성장을 촉진하고 노화를 완화하며 면역력을 높인다.

아연은 면역 반응에 가장 깊이 관여하는 무기질로 면역 기관을 지켜주는 역할을 하고 T세포와 대식 세포의 기능을 활성화시킨다. 만약 우리 몸에 면역 세포가 충분히 있다고 해도 활성도가 떨어지면 제 기능을 충실히 하지 못하는 문제가 생긴다. 그러나 아연을 충분히 섭취하면 면역 세포들이 활발하게 움직여 우리 몸을 지켜준다. 또한 셀레늄은 면역 활동에 필요한 항체의 형성을 돕고, 활성 산소가 우리 세포를 공격하는 것을 막는 항산화 효과가 있다.

물론 절대로 과잉 섭취는 금물이다. 편식만 하지 않는다면 우리가 평소 먹는 음식만으로도 충분히 필요량을 섭취할 수 있다. 몸에 좋다고 필요량 이상을 과잉 섭취하면 셀레늄은 체내에서 독성을 띠고 아연은 구역질과 소화 불량, 설사를 일으킨다. 무엇이든 우리 몸에 필요한 만큼 적당히 섭취하는 것이 바람직하다. 과유불급(過猶不及). 지나치면 독이 된다.

한마디로 밥이 보약이다. 몸에 좋은 보양식과 영양제를 찾을 이유가 없다. 잘 지은 현미밥에 풍성한 제철 식재료로 만든 반찬이면 충분하다. 식이 섬유와 미네랄이 풍부한 녹황색 채소, 생선과 멸치류, 콩 및 버섯류, 비타민 C가 풍부한 과일 등은 자연이 우리 몸에 주는 선물이다.

탄수화물	비타민	무기질(미네랄)	단백질	지방
쌀, 보리, 밀, 옥수수, 감자, 고구마 등	달걀, 녹황색 채소, 생선, 콩류, 육류, 과일, 햇빛 등	우유, 멸치, 김, 다시마, 깻잎 등	등 푸른 생선, 콩류, 육류, 조개, 굴, 달걀 등	아몬드, 잣, 호두 등의 견과류, 버터, 마가린, 올리브유, 참기름 등

각종 패스트푸드와 인스턴트식품 섭취, 그리고 편식 등은 영양 불균형을 일으키며 수많은 질병에 노출될 위험을 안고 있다. 모든 영양소를 골고루 섭취하겠다는 생각으로 과식을 삼가고 일정한 양을 규칙적으로 섭취하는 것이 면역력을 높이는 식습관이다.

도정, 가공을 적게 한 식재료를 식탁에 올리자

잘 생각해보면, 우리 건강을 해치는 음식들은 모두 입에 즐거운 것들이다. 건강을 생각하기보다 단지 맛이 좋도록 더 달고 더 기름지게 하여 식감을 살린 것들이다. 요즘은 집에서 누군가가 가족을 생각하며 직접 만든 음식이 아니라 밖에서 사먹거나, 배달시켜 먹는 경우가 많다. 단골 외식 메뉴인 삼겹살, 아이들의 입맛을 유혹하는 달거나 짠 과자류, 기름에 튀긴 후라이드 치킨과 빠지지 않고 곁들여 먹는 탄산음료까지 어느 하나 달거나 기름지지 않은 것이 없다.

이런 음식들 말고도, 비타민의 보고로 알려진 과일을 보자. 직접 현지에 가지 않으면 먹을 수 없었던 여러 열대 과일이 요즘은 많이 수입된다. 당류 가운데 당도가 가장 높은 것이 과당(과일의 당)인데, 이 과당이 포도당과 결합한 것이 설탕(자당)이다. 전통적으로 우리나라에서 재배해온 사과나 배, 귤보다 대체로 바나나, 파인애플, 망고 등의 열대 과일이 당도가 높다. 국산 과일도 점점 당도를 높이는 추세다. 과일은 주스나 즙보다는 생과일을 먹는 것이 상대적으로 혈당을 천천히 올릴 수 있으므로 당뇨병 환우들은 참고하기 바란다.

식탁에 올릴 반찬으로는 햄이나 소시지 같은 가공식품보다 직접 조리한 것들이 좋다. 그리고 빵도 하얀 밀가루 빵보다 통밀로 만든 빵이 몸에 좋다고들 한다.

마지막으로 한 가지를 더 고려하면 좋겠다. 소비하는 곳으로부터 최대한 가까운 곳에서 생산된 식재료, 즉 로컬 푸드를 선택하는 것이다. 아무리 운송 수단이 발달해 운송 시간이 빨라졌다고 해도 바다를 건너 대륙에서 대륙으로 이동할 때는 신선도를 유지하기 위해 냉장, 화학 처리 등의 방법을 쓸 수밖에 없다. 로컬 푸드라면 이동 경로와 이동 시간이 짧기 때문에 그런 염려가 적다.

삼면이 바다이고 비교적 사계절이 뚜렷한 우리나라는 건강한 식생활 면에서 매우 축복받은 나라라고 할 수 있다. 신선한 해산물과 논과 밭에서 자라나는 농작물, 적당한 햇볕과 비를 맞으며 재배한 과일 등. 계절의 변화가 없는 나라와 달리 다양한 식재료를 만날 수 있기 때문이다.

이러한 축복을 마다하고 패스트푸드나 가공식품에 입맛이 길들여지고 있는 현대인들의 식생활은 참으로 안타깝다. 굳이 외국의 발효 식품을 수입하여 먹지 않아도 될 훌륭한 발효 식품이 우리에게도 있지 않은가. 김치를 비롯하여 각종 장류가 그렇다. 달고 지방질이 많은 빵을 탐닉하지 않아도 그보다 더 든든하게 끼니가 될 수 있는 우리의 떡 문화는 또 어떠한가.

산과 들에서 채취하는 온갖 나물은 자연 그대로의 영양분을 갖고 있고 섬유질과 비타민이 풍부하다. 몸에 이로울 게 없는 화학 첨가물이 없다는 것이 일단 장점이다.

2015년 10월 세계보건기구 산하 국제암연구소(ARC)에서 매우 흥미로운 발표를 했다. 가공육을 담배, 석면과 같은 1군 발암물질로 분류한 것이다. 가공육이란 햄, 베이컨, 소시지 등과 같이 저장성이나 영양을 높이기 위해 특수 가공한 고기를 말한다. 우리 식탁에도 자주 오르는 음식이다. 매일 50그램의 가공육을 먹으면 대장암 발병률이 18퍼센트 높아진다고 한다. 또 붉은 고기(소고기, 돼지고기 등 포유류의 고기)는 발암 위험 물질 2A로 분류했는데, 매일 100그램의 붉은 고기를 섭취하면 암 발생률이 17퍼센트 증가한다고 한다.

이 발표 이후, 축산업계와 의학계, 식품업계는 물론 평소 햄과 소시지를 즐겨 먹던 사람들까지 혼란에 휩싸였다. 육류는 주요 단백질 공급원인데 암을 유발한다니 혼란스러운 게 당연할지도 모른다.

햄의 붉은색을 내는 발색제와 보존제로 첨가되는 아질산나트륨은 단백질 성분인 아민과 만나 발암 물질인 니트로소아민(nitrosoamine)을 생성한다. 한국식품안전연구원의 설명을 참고하면 '아질산나트륨은 동물 실험에서 발암성을 나타냈고, 15세 미만 어린이와 임산부는 많이 먹으면 심각한 문제가 생길 수 있으니 섭취량에 주의'해야 한다.

우리나라는 육류 섭취가 많은 서구 나라들에 비하면 육류와 가공육 소비가 적은 편이지만, 최근 발표된 자료에 따르면 인구 10만 명당 대장암 발병률은 한국이 세계 1위다. 매일같이 즐겨 먹는 사람에게는 건강상 치명적일 수도 있다는 말이다.

건강 100세를 누리고 있는 많은 이들이 하는 이야기에는 공통점이 있다. 몸에 좋다는 보약을 일부러 찾아 먹은 것이 아니라, 평소 자연이 주는 혜택을 그대로 누리면서 대부분 평범한 식단으로 규칙적인 식생활을 했다는 것이다. 편식하지 않으며 인스턴트식품이나 패스트푸드를 가까이 하지 않는다는 것도 건강하게 오래 사는 사람들이 지닌, 너무도 평범하지만 그들만의 비결이기도 하다.

'잘' 먹는 방법을 고민하자

좋은 식재료가 있어도 '잘 먹는 방법'을 모른다면 아무 소용이 없다. '잘 먹는 방법'은 우리의 식습관을 바로잡을 가장 기본적인 실천법이다. 단지 조리법만의 문제가 아니다.

첫 번째 잘 먹는 방법은 '과식하지 않는 것'이다. 먹어도 살이 안 찌는 20대 때에야 많이 먹어도 괜찮았지만 마흔이 넘어서부터는 식사량을 조절해야 한다. 가급적 조금 아쉬운 마음이 들 만큼만 먹는 것이 좋다. 과식보다는 '소식'이 좋지만 너무 적게 먹는 것도 좋지 않다. 우리 몸에 꼭 필요한 영양소와 열량을 얻으려면 적정량의 식사를 해야 한다. 과식은 오히려 건강에 독이 된다. 우리 위와 장이 무리해 운동하고 위산 과다로 피로해지며,

위염과 역류성 식도염을 일으키는 원인이 되기도 한다.

두 번째 잘 먹는 방법은 '천천히 꼭꼭 씹어 먹는 것'이다. 아무리 적은 양이라도 최소 20분 이상 천천히 씹어 먹는 것이 좋다. 음식물을 입안에 넣고 계속 씹으면 타액(침) 속의 소화 효소 분비를 촉진하여 위의 소화 작용을 돕는다. 여러 차례 씹는 저작 작용은 신경 전달 물질인 세로토닌(serotonin) 분비를 촉진하여 스트레스를 완화시켜준다. 이 세로토닌은 행복감을 느끼게 해주는 것으로 유명해 '행복 호르몬(happiness hormone)'으로 불린다. 아울러 히스타민이 많이 분비되어 뇌 시상하부에 있는 포만 중추를 자극함으로써 과식을 막아준다. 빨리 먹는 습관을 가진 사람이 비만해지는 이유다. 천천히 꼭꼭 씹어 먹는 사람은 그렇지 않은 사람보다 비만해질 가능성이 낮다. 이런 저작 습관은 학습과 기억에 관여하는 뇌의 전전두엽과 해마 조직의 혈중 산소 농도를 높여 뇌를 활성화하기 때문에 인지력 강화에도 크게 도움이 된다.

세 번째 잘 먹는 방법은 '규칙적으로' 식사하는 것이다. 때를 걸러 공복 시간이 길어지면 저혈당이 될 수 있고, 허기진 상태로 폭식을 하면 고혈당이 되는데, 이 같은 증상이 반복되면 인슐린 분비에 혼란이 오고 저항성이 생겨 혈당 조절에 어려움을 겪게 된다. 바로 당뇨 위험군이 되는 것이다. 또한 체내 지방을 축적하도록 유도하여 비만을 불러오기도 한다. 잦은 공복은 우리 몸이 '언제 또 에너지가 부족할지 몰라'라며 스스로 방어하게 만들어 열량을 소비하기보다 축적하게 만들기 때문이다. 하루 세끼 정해진 시간에 정량의 식사를 꼬박꼬박 하는 것만으로도 우리의 건강을 지키는 충분한 노력이 된다.

네 번째 잘 먹는 방법은 '야식을 금하는 것'이다. 되도록 취침 서너 시간 전에는 아무 음식도 섭취하지 않는 것이 좋다. 우리가 음식을 섭취하면 위에서 십이지장까지 소화되어 내려가기까지 서너 시간이 소요된다. 만약 야식을 먹거나 저녁 식사를 너무 늦게 마치고 잠을 자면 쉬어야 할 신체 기관이 무리해 운동하게 되고, 소화가 덜 된 음식물 때문에 속이 더부룩해져서 아침에 일어나 아침 식사를 거르게 된다. 규칙적인 식사가 불가능해지는 것이다. 또 야식은 과체중을 불러오므로 비만으로 가는 지름길이다. 치킨이나 피자, 족발 등 맛있는 것을 먹는 즐거움은 건강한 삶이 주는 즐거움에 비하면 그리 중요한 것이 아니다. 지나친 야식과 늦은 식사는 반드시 피하도록 하자.

칼로리가 0인 물, 시간을 정해놓고 많이 마시자

다섯 번째 잘 먹는 방법은 '물을 많이 마시는 것'이다. 우리 몸에는 갈증, 수분의 양, 염분의 양을 느끼는 센서가 있다. 뇌 가운데에 위치한 뇌하수체에서 염도가 떨어지거나 수분의 양이 줄어들면 직접 신호를 보낸다. 우리 몸에서 물이 1퍼센트만 부족해도 갈증이 느껴지고, 3퍼센트가 부족하면 혈류량이 감소하고, 5퍼센트가 부족하면 집중력이 떨어진다. 5퍼센트를 넘어서면 심각해지는데, 8퍼센트 부족하면 어지럽거나 호흡 곤란이 일어나고, 10퍼센트를 넘으면 순환 장애나 신부전이 와서 사망에 이를 수 있다.

세계보건기구의 하루 물 권장량에 따르면, 매일 200밀리리터 잔으로 여덟 잔을 마시라고 한다. 매일 우리 몸에 필요한 물의 양은 2.5리터인데 1.5리터를 물로 섭취하고, 나머지 1리터는 음식물로, 즉 채소나 육류에 들어 있는 물을 섭취하는 것이다. 실제 조사해보니 한국 사람은 권장량의 3분의 1밖에 안 마신다고 한다. 권장량보다 적게 마시면 심장과 신장에 문제가 생겨 전신적 증상이나 질병으로 나타날 수도 있다. 물이 모자라는 만성 탈수 증상으로는 피부가 건조해지고 가렵고, 목이 마르고 입이 마르고 입이 타는 경우를 볼 수 있다. 특히 만성 피로를 느낄 때

물이 모자라면 다른 걸 자꾸 먹게 되므로 비만해질 수 있다.

차나 커피, 술도 주성분이 물이지만, 이것들은 우리 몸에서 물이 빠져나가게 하는 경우가 있으므로, 마신 양의 두 배만큼 물을 더 마셔야 한다. '물만 먹어도 살이 찐다'는 사람이 있는데, 이건 사실이 아니다. 이런 사람은 물뿐 아니라 다른 것도 많이 먹는 사람이다. 물은 칼로리가 0이다. 에너지를 내는 영양소는 없지만, 미네랄 같은 게 많이 들어 있으므로 영양소는 있는 것이다.

식전이나 식사 도중, 식후에 마시는 물은 어떨까? 우리가 마시는 물은 위장이나 소화 기관에 큰 영향을 주진 않는다. 소화액이 희석되어 소화를 천천히 시키는 것 아니냐는 의문 때문에 식사 중에는 물을 먹지 말라고들 하는 건데, 개인별로 다를 수 있다. 아주 오랫동안 습관처럼 식사 중에 물을 마셔왔다면 몸도 그에 맞춰 변해왔을 테니 너무 걱정하지 않아도 된다.

일단 물을 마시면 1분이면 혈액으로 가고, 10분 지나면 피부까지 간다. 물을 마시고 나서 피부가 맑아지는 느낌이 들기까지 10분 정도 걸린다. 하루 종일 촉촉한 상태로 있고 싶으면 한 시간에 한 번 정도 물을 마시는 게 좋다. 물 마시는 데가 멀어서 안 먹게 된다는 사람도 있다. 옆에 늘 들고 다니면 당연히 입에 가게 된다. 땀을 흘리면 갈증이 나서 물을 찾게 된다. 시간대를 정해서 마셔 버릇하고, 운동할 때는 수분이 땀으로 배출되므로 더 많이 마셔야 한다.

활성 산소를 제거해주는 황산화 물질

여섯 번째 잘 먹는 방법은 '최대한 자연식 위주의 식단을 구성하는 것'이다. 건강을 위한 식생활은 화학 물질인 첨가물과 방부제가 들어간 인스턴트음식과 패스트푸드가 아닌 자연식에 가까워야 한다. 나이가 들면 육류 섭취를 늘려야 하는데, 하루에 필요한 단백질 양은 성인 1.1~1.2그램으로 젊은이들보다 많다. 붉은색 살코기 속에 함유된 아연은 면역 유지에 꼭 필요한 성분이다. 다만, 기름을 줄이고 살코기를 챙겨먹자.

체내에 들어온 산소가 에너지로 바뀌는 과정에서 활성 산소가 생성된다. 활성 산소는 DNA를 손상시켜 노화를 촉진하고 암을 유발한다. 매일 만들어지는 활성 산소 때문에 혈관 건강이 나빠질 수 있는데, 이를 막아주는 황산화 물질을 섭취하는 것이 중요하다. 과일로 치면 블루베리, 오디, 복분자이다. 여름철 대표 과일인 포도도 좋으니, 속껍질을 끝까지 꼭꼭 씹어 먹도록 하자. 채소 중에는 색깔이 있는 것, 즉 브로콜리, 피망, 파프리카, 고추가 있다. 검은 쌀, 검은콩, 검은깨를 통해서도 항산화 물질을 섭취할 수 있다.

　이 외에도 편식하지 않고 제철 음식을 고루고루 섭취하는 습관도 필요하다. 이처럼 균형 잡힌 식생활을 하려는 노력은 우리의 건강을 지키는 데 있어 매우 중요하다. 균형 잡힌 식생활을 포기하는 것은 우리 몸이 스스로를 지켜낼 면역력을 깨뜨리는 것이고 언제라도 질병에 걸려도 좋다는 뜻이다. 100세까지 장수하는 것만큼 중요한 것은 100세까지 건강하게 사는 것이다. 장수에 제일 큰 영향을 미치는 것은 뭘 먹느냐이다.

건강의 첫 단추,
쾌적한 장

면역력의 기초, 장 튼튼 몸 튼튼

매화꽃 향기가 가득한 궁중의 봄, 또 다른 향기가 나는 매화
가 있었으니 그것은 바로 임금님의 똥이다. 조선 시대에는 임금
의 똥을 '매화'라고 불렀으며, 어의들이 매번 살펴 임금의 건강
상태를 확인했다고 한다. 색과 모양은 물론, 맛을 볼 때도 있었
다고 하니 아직 현대 의술이 발달하지 않은 시대에 소위 의사
들은 정확히 진단하기 위해 온갖 방법을 동원했던 것 같다.

이처럼 변의 상태를 간과할 수 없는 이유는 우리 몸의 내장

기관인 '장(腸)'이 면역력과 관계가 깊기 때문이다. 우리 몸 면역 세포의 60퍼센트 이상이 장에 있다. 외부 물질인 항원의 침입을 막는 곳이 있다면, 장은 이미 침입한 적들을 방어하기 위해 처음으로 구체적인 방어 활동을 하는 곳이다. 장에 면역 세포들이 있어 가능한 일이다.

질병을 일으키는 세균이 혈액으로 흡수되지 않게 해주는 곳도 장이다. 장의 점막이 보호막 역할을 한다. 만약 장의 점막이 손상되면 우리 몸에 독성이 퍼지게 되고 면역력이 떨어지게 된다. 피부에 염증이 생기기 쉽고, 알레르기가 생겨 가려움증에 고통스러울 것이다. 근래에는 장이 건강하지 못할 때 아토피 피부염이 더욱 심해진다는 연구 결과가 보고되기도 했다.

미국 컬럼비아 대학교 해부학과의 신경생리학자 마이클 D. 거숀(Michael D. Gershon) 박사는 뇌의 명령 없이 자율적인 운동을 하는 신경 세포를 발견하였다. 그것은 바로 장이었는데, 뇌 다음으로 많은 1억 개의 신경 세포로 이루어져 '제2의 뇌'라는 별칭을 얻었다. 위에서 소화되어 장으로 내려온 음식물 찌꺼기를 연동 운동을 통해 배설하는 것이 이 신경 세포들이다. 이와 같은 내장 기관의 소화 작용으로 수면하는 동안 떨어졌던 체온 1도가 올라간다. 체온이 1도 떨어질 때 몸의 면역력이 30

퍼센트 떨어진다는 사실을 감안할 때 위와 장의 소화 작용으로 인한 체온 상승이 얼마나 중요한지 알 수 있다.

그리고 아랫배를 따뜻하게 하라는 말을 자주 듣는다. 차가운 음식이나 여름철의 강한 냉방 시스템은 우리 몸을 차게 한다. 특히 장은 온도가 내려가면 혈액 순환이 느려진다. 찬 곳에 오래 있거나, 찬 음식을 많이 먹을 경우 배앓이를 하는 이유다.

특히 여름에는 장 건강에 매우 유의해야 한다. 무더위에 지쳐 찬 음식만 찾게 되기 때문이다. 게다가 우리나라의 고온 다습한 여름은 세균이 왕성하게 번식할 환경을 만든다. 그래서 더더욱 장의 역할이 중요하다.

장을 지키는 올바른 습관

첫째, 아랫배를 따뜻하게 하자. 더운 여름에도 배를 따뜻하게 할 수 있도록 얇은 이불을 덮고 자는 게 좋다. 잠을 이루기 힘든 열대야에도 배를 따뜻하게 해 체온이 유지될 수 있도록 하자. 선풍기나 에어컨 등의 냉방 기구의 냉기를 직접 몸에 쐬지 않도록 하는 것이 좋다. 너무 더워 선풍기를 켜놓고 잠자리에 들었을 때는 타이머를 작동시켜서 찬 기운이 체온을 떨어뜨리지 않도록 조절한다.

둘째, 손을 자주 씻자. 우리 몸에 세균이 침입하는 경로는 청결하지 못한 손을 통해, 그리고 음식물을 통해서가 대부분이다. 장 트러블을 줄이려면 장이 과하게 일하지 않도록 세균이 침입하지 못하게 청결을 유지하면 된다. 특히 화장실에서 볼일을 본 뒤에는 반드시 손을 씻어야 한다. 감기처럼 가벼운 질병부터 간염, 이질, 사스, 신종 플루, 식중독과 콜레라 등의 전염성 질병까지 예방하려면 손을 잘 씻으면 된다.

2004년 미국 질병통제예방센터(CDC)에서는 손을 씻는 것을 '셀프 백신'이라 했다. 손만 잘 씻어도 질병의 70퍼센트가 예방된다며, 반드시 손을 씻어야 할 경우를 발표했다. 음식을 먹거나 준비하기 전, 날고기나 생선처럼 익히지 않은 음식을 만졌을 때, 동물이나 그 분비물을 만졌을 때, 화장실 사용 후, 기침이나 재채기를 하거나 코를 푼 후, 화장실에 다녀온 어린이를 닦아준 후, 환자를 간병할 때, 쓰레기를 만졌을 때, 상처를 다룰 때 등이다.

사람이 많은 장소나 버스와 지하철 같은 대중 교통수단을 이용한 뒤에도 손을 씻도록 하자.

그리고 장에 나쁜 음식을 피하자. 요즘은 집 밥을 먹는 경우보다 외식하는 경우가 더 잦다. 바쁜 현대인들 사이에서 '그리운

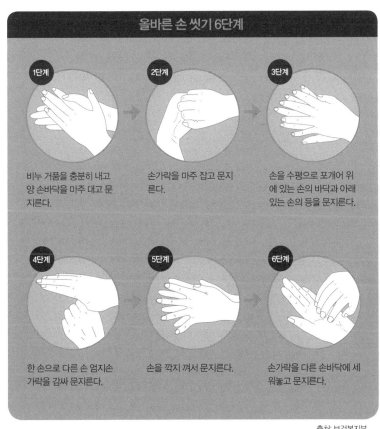

올바른 손 씻기 6단계

1단계
비누 거품을 충분히 내고 양 손바닥을 마주 대고 문지른다.

2단계
손가락을 마주 잡고 문지른다.

3단계
손을 수평으로 포개어 위에 있는 손의 바닥과 아래 있는 손의 등을 문지른다.

4단계
한 손으로 다른 손 엄지손가락을 감싸 문지른다.

5단계
손을 깍지 껴서 문지른다.

6단계
손가락을 다른 손바닥에 세워놓고 문지른다.

출처: 보건복지부

집 밥'에 대한 상사병이 유행하면서 어머니의 손맛을 그리워하고 집에서 먹는 밥의 의미가 더욱 커지고 있다.

집 밖에서 먹는 음식들은 몸에 좋기는커녕 해로운 것들이 더 많다. 고칼로리의 패스트푸드나 튀기고 구운 고지방의 짠 것, 반대로 당분이 많이 들어간 고칼로리 빵과 과자 같은 것들이다. 이런 음식들은 장내에 머무르면서 발효와 부패 과정을 겪는다. 이때 몸에 해로운 유해 물질이나 독소를 내뿜는다. 그리고 영양 면에서 봐도 패스트푸드나 인스턴트식품은 식이 섬유가 부족하여 변비의 원인이 될 수 있고 당분이 지나치게 많은 단 음식은 장의 운동 능력을 저하시켜 결국 면역력이 떨어지는 결과를 낳는다.

몸을 이롭게 하는 음식을 먹는다는 것이 오히려 독을 섭취하는 결과가 될 수 있다. 그러므로 입이 즐겁다고 기름진 음식 같은 것만 찾아서는 곤란하다.

셋째, 스트레스를 피하고 마음의 여유를 갖자. 정신적으로 극심한 압박을 받을 때나 현기증이 날 만큼 긴장한 순간 배가 살살 아파본 적이 있을 것이다. 우리의 장이 뇌의 명령 없이 움직이는 자율 신경계를 갖고 있다 해도, 그렇다고 뇌와 전혀 무관한 것은 아니다. 자그마치 2,000가닥의 신경섬유가 뇌와 연결되어 있다. 스트레스를 느끼게 되면 자율 신경계의 기능이 영향을 받게 되고, 이는 곧 장의 과도한 수축과 팽창을 불러올 수 있다. 그 때문에 갑자기 배가 아파지거나 설사를 하는 이상 증상이 나타나게 되는 것이다.

특히 작은 일에도 예민해져 복통을 일으키는 사람이라면 평소 마음의 여유를 갖고 스스로 스트레스를 줄이려고 노력하는 것이 좋다. 이러한 마음가짐을 습관으로 삼아야 한다. 남이 하는 말이나 자신이 처한 환경에 예민하게 반응하지 말고 여유로운 마음으로 바라보는 자세를 하루아침에 가지긴 어렵다. 우리 몸에 익도록 노력하지 않으면 안 된다. 평소 긍정적인 마음으로 자신의 정신 건강을 돌보는 것이 몸에도 유익하다.

프리바이오틱스? 프로바이오틱스?

프리는 뭐고 프로는 무엇일까? 궁금한 분들이 많을 것이다. 장 기능과 면역을 충분히 유지하기 위해서는 장내 세균이 매우 중요하다. 장내 유익균이 면역에 필요하다는 것이 알려지면서 유익균, 유산균이 주목받고 있다. 이 유익균, 유산균을 프로바이오틱스(probiotics)라 한다.

먼저 프로바이오틱스를 살펴보자

장의 건강 상태가 우리 몸의 면역력에 기초가 되고 궁극에는 건강과 직결된다는 것이 널리 알려진 이후 주목받고 있는 것이 바로 '프로바이오틱스'라 불리는 유산균, 또는 유익균이다. 프로바이오틱스는 젖산을 생성해 산성 상태의 장 환경을 만들어 유해한 균이 살지 못하게 해주며, 반대로 유익한 균들이 많아지도록 돕는 역할을 한다.

주변에서 모유가 아닌 분유를 먹는 아기들을 본 사람은, 분유에 노란 가루를 넣는 것을 보았을 것이다. 우리가 사먹는 발효유 제품 중에도 유익균이라 불리는 프로바이오틱스가 들어 있는 것들이 많다. 대표적인 것이 젖산균과 비피더스균이다. 이 외에도 우리 몸에 좋은 효과를 주되 독성이 없는 비병원성 균들을 프로바이오틱스라 부른다.

장에는 100조 마리의 세균이 살고 있다. 이들 중 유산균, 즉 유익균이 많아야 면역력이 증가한다. 즉 유산균이 면역에 매우 중요하다는 뜻이다. 그래서 면역력을 높이고 건강이 좋아지는 효과를 보길 원한다면 프로바이오틱스의 꾸준한 섭취가 반드시 필요하다. 장내 유익균이 증가하면 장 환경이 쾌적해지고 변비나 설사를 겪지 않을 수 있다. 또한 면역력이 증가하는 것은 당연한 결과이다.

그러나 프로바이오틱스(유익균)는 살아 있는 균이므로 관리가 필요하다. 프로바이오틱스는 온도와 습도의 영향을 받으며, 공기 중에 노출되거나 장까지 내려가기 전에 위산에 의해 사멸하는 경우가 많다. 이 때문에 프로바이오틱스 제품을 따로 섭취할 때에는 반드시 햇빛과 산소가 차단된 상태로 냉장 보관하는 것이 바람직하다. 한때 장까지 살아서 간다며 깜찍한 캐릭터들이 동그란 캡슐 안에 들어가 춤추고 노래하는 유산균 음료의 광고가 있었다. 프로바이오틱스가 섭취로 보충될 수 있지만, 목적지인 장까지 도달하기까지 위산과 담즙을 통과하는 고난과 역정의 행로(?)를 거쳐야 하므로 이런 광고도 등장하게 된 것이었으리라.

프리바이오틱스는 무엇일까

유산균, 유익균이 중요하기 때문에 어떻게든 섭취하는 것이 중요하다. 하지만 장까지 살아서 간다고 해도 그것이 끝이 아니다. 사람이건 미생물이건 어느 장소에 정착하여 살아가려면 먹을 것이 있어야 한다. 장에 도달한 유익균(프로바이오틱스)도 마찬가지이다. 유해균이 득실대는 장 속에 유익균도 분명히 존재한다. 하지만 우리가 자꾸 유해균의 먹이만 먹고 유익균이 원하는 먹이를 먹지 않으면, 아무리 많은 유익균이 장까지 간다 해도 살아서 자신의 임무를 완수하기 어렵다. 유익균의 먹이를 공급해야 하는 이유이다. 유익균은 먹이만 제대로 공급해준다면 단 1마리가 하루 만에 200억 마리라는 엄청난 숫자로 증식이 가능하기 때문에 유익균 자체를 공급하는 것보다 먹이를 공급하는 것이 훨씬 더 효과적일 수 있다. 이 유익균의 먹이가 바로 '프리바이오틱스(prebiotics)'이다. 프로바이오틱스와 알파벳 한 자만 다르다. 즉, 프로바이오틱스는 유익균이고, 프리바이오틱스는 이들에게 영양분을 공급하는 먹잇감이다.

장내 유해균이 아무리 많아도 유익한 프로바이오틱스들이 일 대 백의 전쟁에서 승리할 수 있는 것은 프리바이오틱스가 충분히 공급되었다는 뜻이다. 프리바이오틱스는 유익균인 프로바이오틱스가 잘 살아갈 수 있도록 장내 환경을 근본적으로 바꿔준다. 인간이 식용 가능한 동물과 식물을 기를 수 없는 사막과 같은 척박한 환경에 정착하여 살아가기 힘들듯, 프로바이오틱스가 제 역할을 하려면 장내 환경이 매우 중요한 것이다.

우리 몸에는 프로바이오틱스와 프리바이오틱스 그 어떤 것이라도 도움이 된다. 건강한 식생활을 유지하며 스트레스를 줄이고 몸에 좋은 음식을 섭취하는 것으로 장내 유익균의 도움을 받아 면역력이 높아진다. 이 때문에 시중에서 판매되는 어떤 제품이라도 유용하다. 다만, 아무리 좋은 것이라도 지나친 음주와 흡연은 이들이 살아갈 환경을 오염시키므로 피해야 한다.

또한 항생제는 몸에 나쁜 균을 포함하여 유익한 균까지 모두 죽이므로 반드시 오남용을 피해야 한다. 항생제를 투약하면 설사와 같은 부작용이 일어날 수 있으므로 의사의 도움을 받아 유산균을 함께 처방받으면 도움이 된다. 아울러 평소 프로바이오틱스가 함유된 제품을 꾸준히 섭취하는 것도 좋은데 정제된 설탕이 함유되어 지나치게 단맛을 내는 것들은 곤란하다. 앞서 말한 대로 설탕의 단맛은 우리의 장을 무력하게 만들기 때문이다.

불로장생의 영약, 요구르트와 김치

'100년도 살지 못하는 인생'이라는 말로 삶의 무상함을 말하던 시절은 이제 갔다고 보아야 한다. 옛날에는 환갑도 안 되어 생을 마감하는 사람이 많아서 무병장수를 기원하며 환갑잔치를 열고 이를 경사로 여겼다. 요즘은 주위를 둘러봐도 칠순, 팔순을 지나 구순을 앞둔 어르신도 많다. 의학이 발달해 인류의 기대 수명이 길어졌기 때문이지만, 건강한 삶에 대한 관심과 노력이 깊어진 것도 하나의 이유이다.

무병장수의 꿈은 유사 이래 언제나 있었다. 늙지도, 죽지도 않는 전설 같은 유토피아 이야기는 입에서 입으로 전해 내려오고, 중국의 진시황은 불로불사의 꿈을 이루기 위해 신비의 명약을 찾으라며 사신까지 파견하지 않았던가. 무엇을 먹고 어떻게 생활해야 오랫동안 건강하게 살 수 있을까?

러시아에서 태어난 엘리 메치니코프(Élie Metchnikoff) 박사는 1908년 면역에 관한 연구로 노벨의학상을 거머쥐었다. 그 뒤 프랑스로 건너가 병리학과 면역학 분야에서 위대한 업적을 쌓았다. 그는 1883년에 식세포 작용, 즉 면역 세포들이 외부에서 침입한 항원을 잡아먹는다는 사실을 발견하고는 면역 이론을 제창했다. 이후 파리의 '파스퇴르연구소'에서 세포 내의 소화 작용을 연구하였으며, 장내 세균과 노화와의 관계를 주목하였다. 이러한 그의 연구 성과가 인정받아 1908년에 노벨생리·의학상을 수상하게 된 것이다.

건강한 삶, 노화와 무병장수의 꿈이 면역력 및 장 건강과 깊은 관련이 있다는 것을 밝혀낸 메치니코프가 장수의 비결로 지목한 것이 있다. 바로 발칸 반도의 장수 국가인 불가리아의 농민들이 즐겨 먹는 요구르트이다. 불가리아 농민들은 이미 130여 년 전에 우리 몸의 식세포의 활동을 발견했다. 이들이 즐겨 먹는 발효 요구르트는 우리의 장을 튼튼하게 하고 면역력을 높여주므로 그들만의 장수 비법임이 분명하다.

장수를 부르는 식품 가운데 발효 식품은 발효되는 과정에서 영양소가 증가되고, 소화하기 쉬운 형태로 바뀐다. 또한 유산균을 포함한 여러 유익한 미생물이 증가해 몸에 해로운 콜레스테롤을 제거해주고 비만을 예방해주며 면역력을 높여 자연 치유력을 증대시켜준다. 장이 건강해지도록 숙변 제거 역할도 하는데 발효 환경이 좋아지면서 유익균이 더욱 튼튼해지고 있다. 심지어 항암 효과를 지닌 유산균도 있을 정도다.

그런데 우리에게도 이런 발효 식품이 있다. 사실 발효 식품에 관한 한 우리나라만큼 발달한 곳도 드물다. 고추장, 된장, 간장을 비롯한 각종 장류부터 젓갈, 식혜와 막걸리까지 종류도 다양하다. 전통적으로 이어내려온 우리의 발효 식품은 무려 2천 가지가 넘는다.

몇 년 전 사스로 전 세계 많은 이들이 목숨을 잃었을 때 세계가 우리를 주목했다. 당시 감염병에 대한 정부의 철저한 대응이 매우 높은 실효를 거두었기 때문이다. 그런데 전 세계 사람들은 우리나라 사람들이 사스를 이긴 것은 전통적인 발효 식품 '김치' 때문이라고 보았다. 우리나라 사람들이 사스를 피해갈 수 있었던 것은 평소 김치를 먹기 때문이라는 것이다. 그래서 서방 언론들은 김치를 먹으면 사스를 예방할 수 있다고 대서특필했다. 물론 이것은 추측일 뿐, 정말 그런지는 명확하게 의학적으로 규명되지 않았다.

세계의 반응과 관심이 어떠했든, 위대한 면역학자 메치니코프 박사에 따르면 발효 음식은 무병장수의 비결임이 분명하다. 김치에는 놀랍도록 많은 유산균이 살아 있다. 숙성 정도에 따라 달라지지만 일주일간 숙성한 김치가 1그램당 유산균이 1억 마리로, 가장 유산균이 많았다. 김치를 하루 100그램씩만 먹어도 매일 유산균 100억 마리를 섭취하는 것과 같다.

제일 놀라운 것은 김치 속의 유산균은 다른 유산균과 달리 살아서 장까지 도달한다는 사실이다. 실로 한국인의 뚝심에 버금가는 엄청난 생명력이다. 살아서 장에 도착한 유산균은 유해균과 맞서 싸우고, 장을 튼튼하게 하여 궁극적으로 면역력을 높여준다. 장운동을 활발하게 해주는 세로토닌은 앞에서도 말했지만 '행복 호르몬'이다. 우리 몸속의 세로토닌 가운데 80퍼센트가 장의 세포 안에 있기 때문이다.

세로토닌은 식욕이나 수면과 근육의 수축에도 관여하고, 우리의 사고 기능에도 관여한다. 세로토닌은 멜라토닌으로 바뀌기도 하는데, 멜라토닌은 잠을 잘 자게 해준다. 장이 건강하지 못하다는 것은 우리 몸의 세로토닌 분비가 왕성하지 못하다는 것이며, 이러면 면역력이 떨어져 건강이 나빠질 수 있으며, 기억력과 학습 능력에도 영향을 줄 수 있다.

김치가 유익균을 많이 갖는 이유는 바로 절이기 때문이다. 김치를 담글 때 배추를 깨끗이 씻어 소금에 절이는데, 이런 소금의 염분과 산성 때문에 세균이 죽는다. 또 부재료인 마늘, 생강 등은 살균 작용과 콜레스테롤을 저하시키는 효과가 있으며, 김치에는 비타민 C와 수분이 풍부하여 면역력을 증강시킨다.

유익균이 살아서 장까지 가는 것에 대한 연구도 활발하게 진행되고 있다. 최근 식약처에서는 김치 유산균이 면역 과민 반응에 대한 피부 상태를 개선하는 데 도움이 된다고 발표했다. 이러다가 언젠가는 김치의 유산균이 사스 같은 감염병을 막는 데 탁월한 효과가 있음이 증명될지도 모른다. 미국의 건강전문 월간지 《헬스》는 2006년 세계 5대 건강식품으로 김치를 선정했다. 그럼에도 정작 우리나라에서는 김치가 점점 패스트푸드나 인스턴트식품에 밀려 외면받는 상황이다.

면역력을 높이고 건강하게 살려면 장 건강은 필수이다. 건강의 첫 단추, 장 건강을 유지하기 위해서는 장내 유익균을 늘려야 한다. 요구르트, 김치, 프로바이오틱스와 유익균의 먹이인 프리바이오틱스가 절대적으로 중요하다.

4장

먹는 것만으로 건강해질 수는 없다. 먹은 만큼 열량을 소비해야 비만해지지 않고 또 온갖 성인병을 예방할 수 있다. 일하고 생활하는 것 말고 짬을 내어 운동을 한다면 어떤 운동이 좋을까?

면역 관리 프로젝트
– 운동과 식사

면역력을 좋게 하는 운동
내 몸에 맞는 면역 강화 운동

면역력을 좋게 하는 운동

운동을 한다고 무조건 면역력이 높아지는 것은 아니다

건강하게 오래 사는 것, 모두의 꿈이다. 세계의 장수 마을을 돌아봐도 특별한 비법을 발견하긴 어렵다. 굳이 비법을 꼽자면 '잘 먹고 잘 싸고 잘 자는 것'이다. 너무나 쉬워 보이지만, 실제로 들어가면 굉장히 어려운 일이라는 것을 금방 알 수 있다.

먹고살기도 어려운 시절에는 사람들의 관심이 가난을 벗어나는 것에 집중되었다. 전쟁의 폐허를 딛고 경제 성장을 이루기까지는 그리 오래 걸리지 않았다. 배를 곯지 않아도 될 만큼 경

면역 파워 ●

제적으로 풍요로워져야 삶의 여유를 찾고 스스로를 돌아보기 시작했다. 어려웠던 젊은 시절에는 가족들의 생계를 꾸려나가느라 몸 생각 않고 열심히 일만 했다. 나이 들어 몸 여기저기가 고장 나기 시작하면서 왜 진작 건강을 돌보지 않았는지 후회가 밀려온다. 이제라도 건강을 돌보고 싶지만 여전히 먹고살기 바빠서 그러지 못한다. 바쁜 현대인들을 각종 성인병이 위협하고 있다. 건강은 건강할 때 지켜야 한다. 40대, 50대, 지금도 늦지 않았다.

몸에 좋은 음식을 찾는 건 당연하다. 음식물 섭취만으로 면역력을 높이고 건강해진다면 더 바랄 게 없다. 그러나 음식물 섭취에도 주의가 필요하다. 특히 과식, 음식에 대한 집착은 경계할 필요가 있다. 끼니를 때우고 허기를 채우는 것이 아니라 미식의 경지에 이르고, 양 조절을 하지 못할 만큼의 식탐으로 과식하는 것은 경계해야 한다.

적게 먹으면 오래 산다고들 한다. 적게 먹는 사람은 많이 먹는 사람보다 얼마나 더 오래 살까? 《네이처(Nature)》지에 소개된 미국 국립노화연구소의 붉은털원숭이 실험을 보자. 붉은털원숭이의 평균 수명인 25세를 고려해 25년간 원숭이 한 무리에게는 보통 양의 음식을, 다른 무리에게는 열량이 30퍼센트 적은 양을 주었어도 수명에 별 차이가 없었다고 한다. 다만 열량 섭취가 적었던 집단에서 당뇨병, 암, 심장병 등의 소위 성인 질병이 더 늦게 발생했다고 한다. 나이 든 원숭이들 사진을 본 적이 있는데, 사람으로 치면 마치 할아버지와 아들 같았다. 적게 먹으면 건강하게 살 수 있다. 그러므로 건강하게 늙으려면 소식해야 한다.

나는 '소중대(小中大) 식사법'을 매일같이 실천하고 있다. 거의 20년 동안 이 식사법을 지켜온 덕에 20년째 같은 몸무게를 유지하고 있다. 10년은 젊어 보인다고들 하는데 어쩌면 이것이 비법인지도 모르겠다. 나는 아침에는 적게[小] 먹고, 점심은 중간 정도로[中] 먹고, 저녁은 많이[大] 먹는다.

평소에는 병원 식당에서 아침 식사를 한다. 뇌를 움직이게 하려고 탄수화물을 먹는데, 밥은 크게 한 숟가락 정도에 반찬과 국을 먹는다. 30분이면 소화가 된다. 탄수화물은 모두 지방으로 변하고 먹고 나면 금세 배가 고파져 또 먹게 된다. 탄수화물과 단백질은 그램당 칼로리는 같지만, 탄수화물은 배가 금방 꺼지는 반면 단백질은 위장에서 소화되기까지 적어도 4시간이 걸린다. 그래서 탄수화물을 섭취했을 때보다 배가 든든하다.

점심에 '중'의 식사를 하는 이유는 오후 늦게까지 허기지지 않고 진료를 보기 위해서다. 콩, 두부 같은 양질의 단백질을 섭취하려 애쓴다.

저녁에는 뿌리채소, 줄기채소, 열매채소 가리지 않고 채소를 마음껏 먹는다. 열매채소만 편식하는 경우가 많은데 당근과 우엉 같은 뿌리채소와 시래기 같은 줄기채소도 챙겨먹는 게 좋다. 가지, 오이, 토마토 따위의 열매채소를 충분히 먹으면 불로초도 부럽지 않다. 세계보건기구의 하루 채소 권장량은 개인 접시에 채소를 수북이 담아 다섯 접시를 먹는 것이다. 이렇게 먹으면 식이 섬유와 비타민을 충분히 섭취할 수 있다. 그리고 배가 고프면 잠이 들지 않으므로 견과류를 조금 곁들이면 도움이 된다.

중년이라면 이런 식사법이 나잇살 스트레스에서 해방되는 데 도움이 될 것이다. 물론 성장기 아이들, 청소년들은 하루 세 끼를 먹어 골고루 영양소를 섭취하는 게 좋다.

분명한 것은 먹는 것만으로 건강해질 수는 없다는 사실이다. 먹은 만큼 열량을 소비해야 비만해지지 않고 또 온갖 성인병을 예방할 수 있다. 일하고 생활하는 것 말고 짬을 내어 운동을 한다면 어떤 운동이 좋을까?

그것보다, 운동은 면역력을 높여줄까? 결론부터 이야기한다면 '그렇다'이다. 또 '그렇지 않다'이다. 왜냐하면 면역력을 높이기 위해서는 올바른 방법으로 운동을 해야 한다. 운동 방법이 잘

못되거나 과도하게 운동을 하면 오히려 면역력을 떨어뜨려 온 갖 호흡기 질환에 노출될 수 있다. 그래서 면역력을 높이는 운동 앞에는 수식어가 하나 붙는다. 바로 '적절한' 운동이다.

몇 년 전, TV 건강 프로그램에서 운동과 면역력에 대해 방송 한 적이 있다. 운동 강도에 따라 실험 집단을 셋으로 나누었다. 고강도 운동 집단은 산소 섭취량이 최대 75퍼센트로, 빠른 속 도로 달리게 했다. 중강도 운동 집단은 산소 섭취량 50퍼센트로 천천히 느린 속도로 달리게 했다. 마지막으로 저강도 운동 집단 은 산소 섭취량을 최대 25퍼센트로 하여 가볍게 걷게 했다. 한 시간 동안 각각 운동을 한 뒤 면역 세포의 수치 변화를 측정했 다. 그런데 운동을 하면 면역력이 높아질 것이라는 막연한 기대 와는 다른 결과가 나타났다.

고강도 운동 집단과 저강도 운동 집단은 면역 세포의 수치가 줄어들었다. 중강도 운동 집단에서 주목할 만한 결과가 나타났 는데, 단 한 시간의 운동으로 면역 세포의 수치가 증가했다.

오래전에 동의대학교 레저스포츠학과 곽이섭 교수가 비슷 한 연구를 한 적이 있다. 수개월 동안 운동을 한 실험동물 그룹 과 운동을 하지 않은 그룹을 나누어 고강도 운동을 실시했다. 놀 랍게도 규칙적으로 운동해온 실험동물 그룹은 고강도 운동으로 활성 산소가 많아져도 면역력이 떨어지지 않았다. 왜냐하면 규칙적인 운동으로 항산화 효소가 증가했기 때문이다.

결론적으로 적절한 운동은 면역력을 높여주지만, 과한 운동은 체내 활성 산소를 늘려 면역력을 떨어뜨린다. 또한 적절한 운동을 규칙적으로 지속할 경우 고강도 운동을 해도 무리가 없을 만큼 항산화 효소가 증가하는 것이다.

장수 마을을 다룬 다큐멘터리 같은 것을 보면 100세가량의 노인들이 가만있지 않고 하루 종일 꼬물거리며 움직이는 모습을 볼 수 있다. 물론 운동 중독의 경우처럼 몸에 무리가 갈 정도로 격한 운동은 삼가야 한다. 격렬한 운동은 면역력을 떨어뜨리는 스트레스 호르몬의 분비를 촉진한다. 따라서 적절한 운동을 규칙적으로 꾸준히 지속하는 게 면역력을 높이는 가장 좋은 방법이다.

혈액 순환이 잘돼야 면역력이 높아진다

혈액은 우리 몸 곳곳으로 영양소와 산소를 실어 나른다. 면역 세포도 혈액을 통해 이동한다. 운동을 하면 우리 몸에 산소를 공급하기 위해 심장이 평소보다 빨리 뛰고 체온도 상승한다.

비만한 사람이 그렇지 않은 사람보다 면역력이 떨어지는 이

유도 혈액 순환으로 설명할 수 있다. 혈액을 타고 흐르는 산소와 영양소는 동맥과 정맥을 연결하는, 육안으로 볼 수 없는 아주 얇고 가느다란 모세혈관을 통해 각 조직으로 보내진다. 비만한 사람은 지방이 많이 쌓여 모세혈관의 혈행이 원활하지 않다. 당연히 면역 세포의 순환이나 형성도 어려워진다.

따라서 먹는 것만으로 면역력을 높일 수 없고, 잘 먹더라도 운동이 왜 필요한지 충분히 알 수 있다. 운동은 혈액 순환을 좋게 하고, 과도하게 섭취한 열량을 운동으로 소모하여 몸에 지방이 축적되는 것을 막아준다. 그리고 면역력도 높아지게 한다.

일본의 노화 전문가 이시하라 유미(石原結實) 박사는 체온 면역 요법을 주창했는데, 체온이 1도 올라가면 면역력이 5배 증가하고, 1도 떨어지면 30퍼센트 저하된다는 것이다. 우선 체온이 상승하면 혈관이 확장된다. 좁았던 혈관이 넓어지니 그만큼 혈액 순환이 촉진되어 산소와 영양소가 활발히 공급된다. 반대로 체온이 떨어지면 혈관이 좁아져 혈액 순환이 느려진다. 따라서 면역 기능도 떨어진다. 고혈압 환자가 추운 겨울에 특히 조심해야 하는 이유도 이 체온과 면역 관계로 설명할 수 있다. 심장은 피를 계속 뿜어내는데, 혈관이 좁으니 압박을 받고 혈압이 높아지는 것이다.

100만 가지 보약보다 10분 스트레칭

바쁘다, 시간이 없다, 힘들다, 게으르다 등등 운동을 하지 못하는 것에 대한 핑계는 수도 없이 많다. 그런데 이런 사람들은 운동을 시작하게 되는 계기가 상당히 유사하다. 걷는 것이 좋다는 말을 들으면 무작정 걷기만 하고, 달리는 것이 좋다는 말을 들으면 자기 몸 상태는 고려하지 않고 일단 달린다. 홈쇼핑에서 선전하는 가정용 운동 기구에 꽂혀 자신을 위한 투자라며 꽤 큰돈을 지출하는 사람도 있다. 어떤 이유로 구입했든 이 운동 기구가 옷걸이로 쓰이지 않고 몸을 단련시키는 데 쓰이면 좋겠지만, 6개월 치 헬스클럽 회원권을 끊고는 채 한 달도 지나지 않아 그만두는 사람들이 부수기수다.

조깅을 하려면 발이 편한 기능성 조깅화를 사야 한다. 아무 옷이나 걸치고 달릴 수 없으니 최신 유행의 트레이닝 복도 마련해야 한다. 수영을 하려면 수영복이 필요하다. 운동할 시간이 없으니 자전거로 출퇴근을 해보자 마음먹으면, 그에 맞춰 여러 가지 고급 장비가 필요하다.

누구나 운동의 필요성을 느끼지만 간편하고 쉽게 시작하지 못하는 것이 사실이다. 나는 부담 없이 시작할 수 있고 쉬우면서도 효과는 큰 스트레칭을 매일 10분 이상, 1시간 미만으로 지속할 것을 권하고 있다. 스트레칭이라고 하면 매우 거창하고 대단해 보이지만 알고 보면 우리에게 꽤 익숙한 동작들이다. 사실 학창 시절 체육 시간에 했던 국민 체조가 최고다. 무엇을 어떻게 시작해야 할지 모르겠다면 하루를 시작하는 아침에 국민 체조를 하면 된다.

스트레칭은 달리기든 수영이든 어떤 운동을 시작하기 전에 반드시 필요한 준비 운동이다. 굳은 근육과 긴장한 관절을 풀어주어 운동하다 다칠지도 모르는 상황을 방지해준다. 게다가 누구나 따라 하기 쉽다. 유연성도 키워주고 근력 및 균형 감각도 키워준다. 무엇보다 기초 체력을 기를 수 있으며 피로도 풀린다. 특히 중년에 접어든 사람들이 매일 스트레칭을 하면 퇴행하고 있는 관절에 염증이 생기는 것을 예방할 수 있다.

여성들이 반길 만한 것으로, 스트레칭은 신체의 밸런스를 잡아준다. 나이를 불문하고 균형 잡힌 몸매는 누구나 바라는 것이다. 불필요한 지방의 축적을 막고 혈액 순환을 좋게 할 뿐만 아니라 체온이 상승하여 면역력이 좋아지니 더 바랄 게 없다.

스트레칭은 격렬한 운동이나 간단한 운동과 달리 큰 준비 없이 바로 시작할 수 있지만 주의할 점이 없는 것은 아니다. 첫째, 가볍게 몸을 푼다는 기분으로 긴장을 풀고 천천히 시작해야 한다. 시작 동작은 가볍게 몸을 움직이거나 천천히 뛰는 것으로 해서 몸을 따뜻하게 만드는 것이 좋다. 스트레칭은 운동을 하기 전에 몸을 푸는 동작들이므로 여유롭게 정확히만 따라 하면 된다.

두 번째로 주의해야 할 점은, 동작을 연결할 때 몸의 반동을 이용하지 않는 것이다. 윗몸일으키기를 예로 들면, 누웠다가 바닥에 상체를 튕겨 반동을 이용해 일어나지 말라는 것이다. 반동을 이용하면 관절에 무리가 가고 인대를 다칠 수 있다.

세 번째로 주의할 점은 호흡을 잘 하는 것이다. 모든 운동에서 제일 중요한 것은 호흡이다. 스트레칭도 마찬가지다. 최대한 근육을 늘릴 때 숨을 내쉬면서 긴장을 푸는 것이다.

네 번째로 주의할 점은 몸의 어느 한 부분만 스트레칭하는 것이 아니라 몸 곳곳을 자극할 수 있는 고른 동작을 하는 것이다.

다섯 번째로 주의할 점은 욕심을 부리지 않는 것이다. 의욕이 앞선 나머지 무리하게 뻗으면 유연성을 되찾기 전에 근육통으로 고통받을 수 있다. 처음부터 무리하게 하지 말고 조금씩 강도를 높여가는 것이 바람직하다.

주기적으로 건강 검진을 받는다

어느 날 만날 사람을 기다리는데, 곁에서 40대 여성 두 명이 주고받는 이야기가 들려왔다. 아마도 친구 사이인 듯 보였다.

"너 얼굴 좀 좋아 보인다. 피부가 환해."

"그렇지? 요즘 관리받고 있잖아."

관심을 갖고 행동을 취하면 그 대상이 무엇이든 달라지게 마련이다. 피부 관리를 한다는 여성은 예전보다 매우 피부가 좋아진 모양이다. 자연스럽게 화제가 건강으로 번졌다. 남편, 아이들의 건강까지 챙기는 그녀들은 누가 뭐래도 우리의 아내이고 어머니였다. 본의 아니게 여성들의 이야기를 한참 듣다 보니 무언가 빠진 것이 있음을 알게 되었다. 가족 건강을 위해 그녀들이 꼭 챙기는 것은 대부분 먹는 것이었다. 싱싱한 채소나 과일도 챙겼지만 보양식을 특히 강조했는데, 그때마다 나는 머릿속으로 칼로리가 스쳐갔다. 그러다가 한 명과 시선이 마주쳤다. 나를 알아본 그 여성 분들에게 나는 그만 "운동이 최고입니다"라고 말해버렸다. 얼굴이 발갛게 달아오르는 것을 보니 괜히 참견했다 싶었다.

우리 몸도 관리가 필요하다. 보양식, 보신 식품이 우리의 영양 상태에 도움이 되던 시절이 있었다. 그때는 콜레스테롤의 원료가 되는 지방과 단백질 섭취량이 엄청나게 적어 영양 면에서 불균형을 이루었지만 지금은 아니다. 지금은 오히려 콜레스테롤을 너무 과다하게 섭취해서 여러 가지 문제가 생기고 있다. 따라서 콜레스테롤을 보충하기 위한 보양식을 먹으면 건강해지기보다 다른 문제가 생길 수 있다. 콜레스테롤 수치가 높으면 비만, 과음과 흡연, 운동 부족, 동맥경화, 고혈압, 심장병, 뇌졸중을 유발해 우리 몸에 해를 미칠 수 있다.

막연히 건강에 좋다고 하면 무조건 따라 하기보다 자기 몸 상태를 고려해 적용하는 게 좋다. 콜라겐이 피부 노화를 막아준다고 족발만 먹는다면, 피부염이나 알레르기 질환이 있는 사람은 히스타민 성분 때문에 가려움증이 심해질 수 있다. 달리기가 체중 조절에 도움이 된다고 과체중인 사람이 무리해서 달리면 체중 때문에 관절에 무리가 올 수 있다.

또 하나, 주기적으로 건강 검진을 받으라고 권하고 싶다. 몸 어딘가가 아프지 않더라도 평소 가볍게 여겼던 증상이나 질환을 진단받고 주기적으로 점검하는 것이다. 혹시 문제가 있다면 전문가인 의사와 함께 문제의 원인을 찾고 치료해가면 된다.

흔한 말이지만, 역시나 아는 것이 힘이다. 건강에 관한 한 자신의 몸 상태를 살피고 몸이 보내는 신호에 귀 기울이는 것이 바로 출발점이다. 그 순간 이미 건강 관리는 시작되는 것이다. 면역력을 높이는 노력도 바로 그 순간 시작된다.

내 몸에 맞는
면역 강화 운동

　시간이 없어서 운동을 하지 못한다는 말을 많이 듣는데, 어디서든 쉽게 할 수 있는 운동을 찾아보자. 각자 자신의 건강 상태와 신체의 균형, 처한 환경에 맞게 따라 하면 된다. 단 10분이라도 일단 해보고 조금씩 시간을 늘려가자. 무엇보다 운동은 꾸준히 하는 것이 더 중요하다.

　내 몸에 맞는 중강도 운동이 무엇인지 측정하는 간단한 방법이 있다. 바로 최대 심박수(심장 박동 수)를 가지고 목표 심박수를 계산하는 것이다. 정상적인 성인의 경우 1분당 뛰는 심장 박동의 수는 60~100회이다. 최대 심박수는 220에서 나이를 뺀 값이다. 즉 올해 마흔 살이라면, 220-40이므로 최대 심박수는 180이 된다. 몇 가지 방법이 있지만 가장 간단하게 목표 심박수를 계산하는 방법은 최대 심박수에 운동 강도를 곱하는 것이다. 보통 저강도는 50~60퍼센트의 강도로 30분 이상 했을 때를 이르고, 80퍼센트 이상이면 고강도이며, 면역력을 높여주는 중강도 운동은 75퍼센트 정도라 할 수 있다. 따라서 마흔 살의 중강도 운동은 (220-40)×75퍼센트이므로 심박수 135를 유지하며 운동하는 것을 말한다.

언제 어디서나 쉽게 할 수 있는 운동을 소개하고자 한다. 연령, 건강 상태, 운동이 필요한 사람의 상황에 따라 구분해보았다. 동작 횟수와 시간을 제한한 것도 있고 그렇지 않은 것도 있다. 버티기 동작의 경우 시간을 늘리면 인대를 강화하고 근력을 키울 수 있다. 횟수가 정해진 운동은 기본 횟수를 한 세트로 삼아 3세트 이상 반복해야 지방을 태우고 근지구력을 강화할 수 있다. 모든 운동을 왼쪽에서 시작하지 않아도 된다. 되도록 자세를 정확히 따라 하고 몸에 익으면 점차 횟수를 늘려가자. 힘들면 한 30초 정도 쉬면서 호흡을 고르도록 하자. 운동 효과를 높여줄 음식도 함께 소개했다.

모든 운동의 출발점,
준비 운동

　말 그대로 운동을 시작하기 전에 하는 준비 운동이다. 우리 몸의 체온을 올려주며 갑작스럽게 몸을 움직여 근육과 관절을 다치지 않도록 긴장을 풀어주고 근육을 부드럽게 만들어준다. 어떤 동작을 하든 제일 처음에는 준비 운동으로 시작하는 게 좋다. 반드시 준비 운동을 빠트리지 말고, 곧장 이어서 본 운동을 시작하면 된다. 잠깐 화장실에 가거나 물을 마시러 가면 기껏 체온을 올려놓은 게 무용지물이 되므로 운동 효과도 떨어진다.

　가볍게 걷기, 제자리 뛰기, 따라 하기 쉬운 체조 등을 하는데, 그런 것보다는 굳은 관절과 근육이 풀어지도록 관절을 돌리고 풀어주는 동작이 좋다. 몸을 유연하게 만드는 데도 효과적이다. 또 마무리 운동을 통해 유산소 운동으로 몸에 쌓인 젖산을 없애면 근육통을 예방할 수 있다. 마무리 운동은 준비 운동과 같은 동작을 하되, 시간만 절반으로 줄이면 된다.

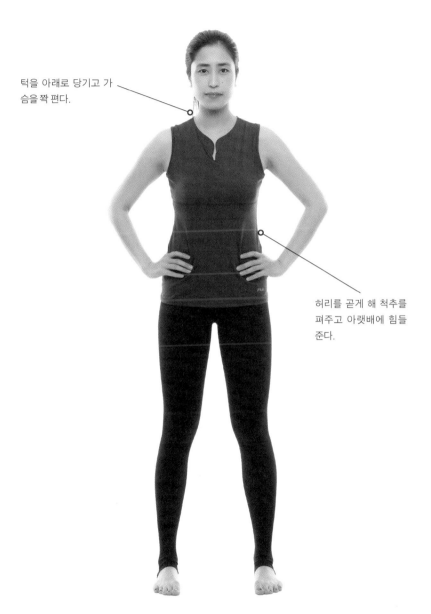

턱을 아래로 당기고 가
슴을 쫙 편다.

허리를 곧게 해 척추를
펴주고 아랫배에 힘들
준다.

1. 똑바로 서서 양발을 어깨너비로 벌린다.
   허리에 손을 얹고 정면을 바라본다.

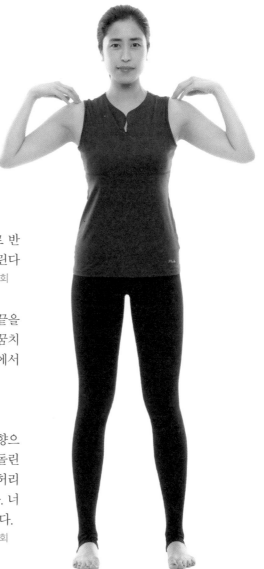

2. 천천히 크게 목을 뒤로 반 바퀴, 앞으로 반바퀴 돌린다

시계방향 20회, 반시계방향 20회

3. 두 팔을 들어올려 손끝을 어깨에 살짝 얹는다. 팔꿈치 로 크게 원을 그리며 앞에서 뒤로 돌린다.

앞으로 15회, 뒤로 15회

4. 1번 자세에서 시계 방향으 로 허리를 크게 한 바퀴 돌린 다. 양 엄지손가락으로 허리 를 누르며 중심을 잡는다. 너 무 빨리 돌리지 않아도 된다.

시계방향 25회, 반시계방향 25회

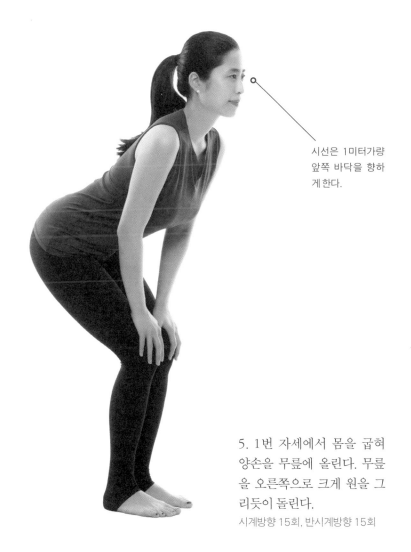

시선은 1미터가량
앞쪽 바닥을 향하
게 한다.

5. 1번 자세에서 몸을 굽혀
양손을 무릎에 올린다. 무릎
을 오른쪽으로 크게 원을 그
리듯이 돌린다.
시계방향 15회, 반시계방향 15회

2

내 몸 어디가 뒤틀렸는지 알아보자,
밸런스 체크

우리 몸은 일단 균형이 깨지면 본래의 상태를 유지하려는 항상성을 갖고 있다. 신체 균형이 깨지면 각 조직과 내장 기관 등의 균형도 무너지면서 호르몬과 기능의 부조화가 뒤따르는데 이를 바로잡으려는 것이다. 그래서 평소보다 더 많은 에너지가 필요해져 몸이 쉽게 피로해지고 면역력이 떨어진다.

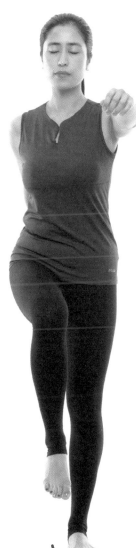

색 테이프로 바닥에 '十' 자 표시
를 하고 그 위에 서서 제자리걸
음을 시작한다.

1. 양발을 모으고 똑바로 서서 양팔을 몸 옆에 편안히 내려놓
는다. 눈을 감고 60초 동안 제자리걸음을 한다.

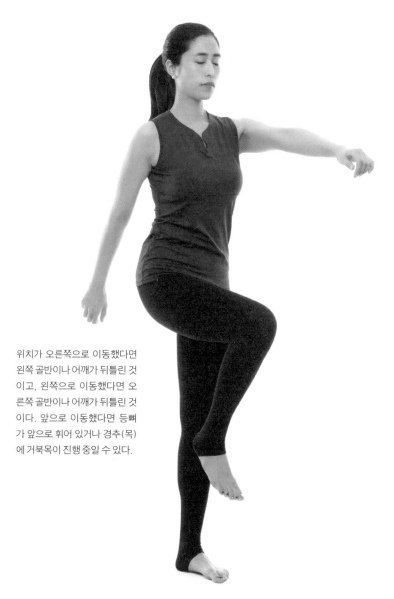

위치가 오른쪽으로 이동했다면
왼쪽 골반이나 어깨가 뒤틀린 것
이고, 왼쪽으로 이동했다면 오
른쪽 골반이나 어깨가 뒤틀린 것
이다. 앞으로 이동했다면 등뼈
가 앞으로 휘어 있거나 경추(목)
에 거북목이 진행 중일 수 있다.

2. 제자리걸음을 멈춘 뒤, 처음 서 있는 자리에서 어디로
얼마나 벗어났는지 확인한다.

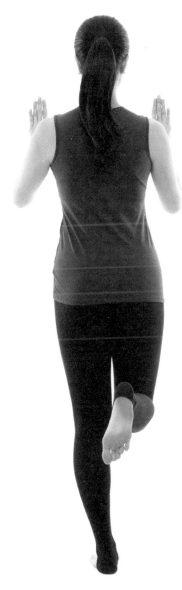

위치가 오른쪽으로 이동했다면
왼다리를, 왼쪽으로 이동했다면
오른다리를 들면 된다.

3. 벽을 보고 30센티미터쯤 떨어져 똑바로 선다. 두 손바닥으로
벽을 짚고 뒤틀린 쪽과 반대쪽 다리를 뒤로 들어 90도로 만든다.

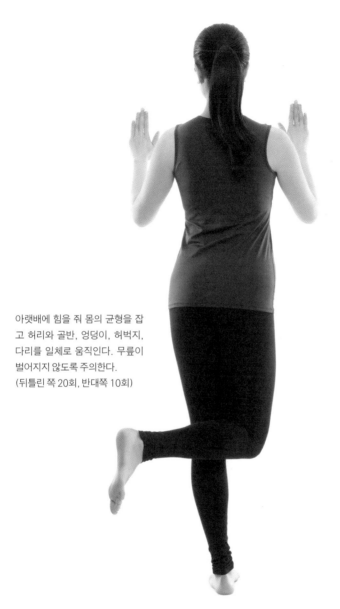

아랫배에 힘을 줘 몸의 균형을 잡고 허리와 골반, 엉덩이, 허벅지, 다리를 일체로 움직인다. 무릎이 벌어지지 않도록 주의한다.
(뒤틀린 쪽 20회, 반대쪽 10회)

4. 들어 올린 다리를 꺾어 좌우로 20회 왔다 갔다 한다. 반대쪽 다리도 10회 반복한다.

비틀어진 골반을 제자리로!

양 무릎을 일직선으로 만
들고 왼 다리는 직각이 되
도록 한다.

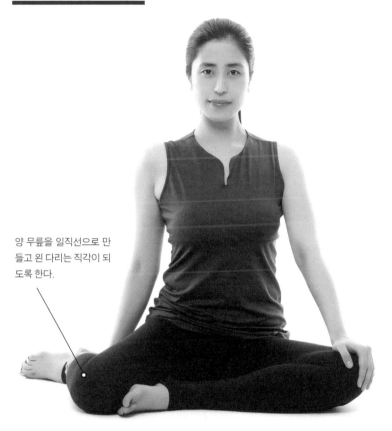

1. 바닥에 책상다리를 하고 앉는다. (만약 오른쪽 골반과 어깨가 비틀
려 있다면) 오른 다리를 접어 발바닥이 몸 뒤로 향하게 한다. 왼 발
바닥을 오른 다리 허벅지에 갖다 대고 무릎이 일직선이 되도록 한
다. 왼손으로 무릎을 누르고 오른손으로 오른 발목을 살짝 잡는다.

무릎이 바닥에서 뜨지 않도록 힘을
주어 누른다,

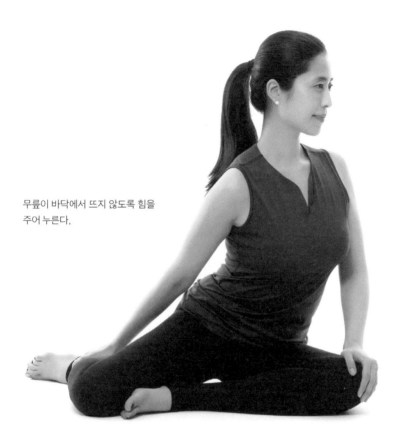

2. 상체를 왼쪽으로 천천히 돌리고 척추와 골반을 왼쪽 무릎
쪽으로 왔다 갔다 한다. (틀어진 쪽 40회, 반대쪽 20회)

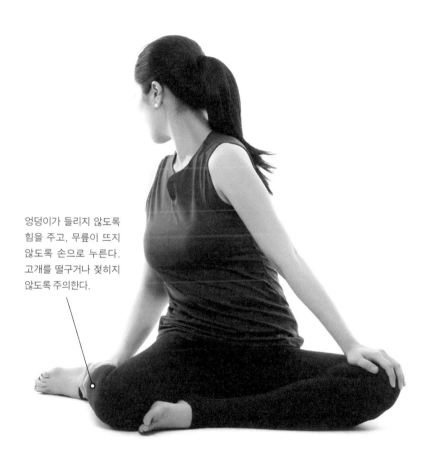

엉덩이가 들리지 않도록
힘을 주고, 무릎이 뜨지
않도록 손으로 누른다.
고개를 떨구거나 젖히지
않도록 주의한다.

3. 상체를 오른쪽으로 돌리고 시선을 뒤쪽에 둔다. 20초간 유
지한다.

피를 맑게 하고
중금속을 몸 밖으로 배출해주는
미역과 다시마

미역은 요오드 성분이 풍부해서 특히 산모가 섭취하면 몸을 추스르는 데 큰 도움이 된다. 요오드는 갑상샘 호르몬을 만드는 주요 성분이다. 갑상샘 호르몬은 성장 발육을 촉진하고 신진대사를 원활히 하여 땀과 체온을 조절해준다.

미역은 칼로리가 낮고 식이 섬유 함량이 많아 변비에 좋고 대장 관련 질환에도 좋다. 그리고 콜레스테롤 조절을 도와준다. 또 지방이 적어 다이어트에도 도움이 된다. 칼슘도 많이 들어 있어 골다공증에도 좋다. 미역은 피를 맑게 해주고 몸의 붓기를 제거하는 데도 효과가 있다. 풍부한 철분과 엽산이 조혈 작용을 도와 빈혈에 탁월하다.

미역과 다시마의 끈적거리는 점성은 알긴산 때문인데, 알긴 산은 시도 때도 없이 찾아오는 미세먼지를 통해 우리 몸속에 들어온 중금속과 오염 물질을 흡착하여 몸 밖으로 배출해준다.

쇠고기나 굴, 조개를 넣어 국을 끓이거나, 채 썬 오이를 곁들여 오이미역냉국을 만들어보자. 간장과 기름을 넣고 무쳐 미역 무침을 만들어 먹어도 좋다. 마른 미역을 기름에 볶아 미역자반을 만들 수도 있고, 물에 불렸다가 살짝 데쳐 미역쌈을 먹어도 된다.

파는 곁들이지 말도록. 미역 요리에 파를 넣으면 맛이 조화롭지 못하고, 미역에 함유된 칼슘의 흡수를 막으니 영양이 떨어진다는 점 잊지 말자.

❸

감기를 예방하는
유산소 운동

뱃살 빼는 데는 최고의 운동이라고 알려진 마운틴 클라이머(mountain climber)를 따라 해보자. 산을 오르는 동작과 비슷하다고 해서 붙은 이름이다. 마운틴 클라이머는 근력을 키워주는 유산소 운동이다. 뱃살 빼는 데 탁월한 효과가 있긴 하지만 무엇보다 호흡량이 많아져 심장과 폐의 기능을 향상시켜주며 혈관을 튼튼하게 만드는 효과를 얻을 수 있다.

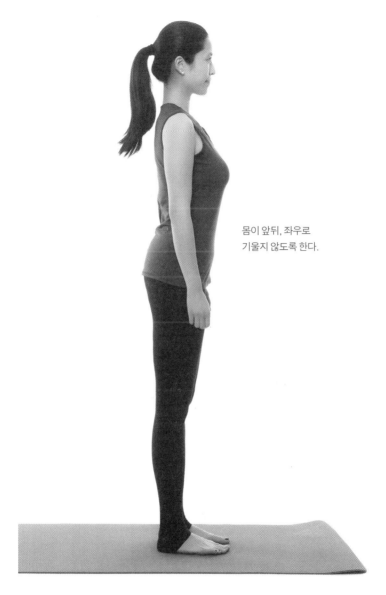

몸이 앞뒤, 좌우로
기울지 않도록 한다.

1. 발을 모으고 똑바로 서서 양팔을 양옆으로 자연스럽게
늘어뜨린다.

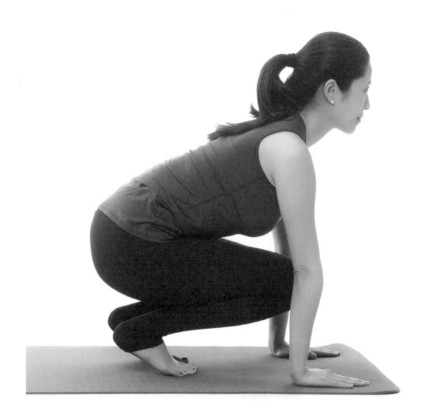

2. 앞을 바라보고 쭈그려 앉은 뒤, 두 손바닥을 무릎 바깥
쪽 바닥에 댄다.

3. 상체는 가만히 둔 채로 오른 다리를
뒤로 최대한 뻗는다.

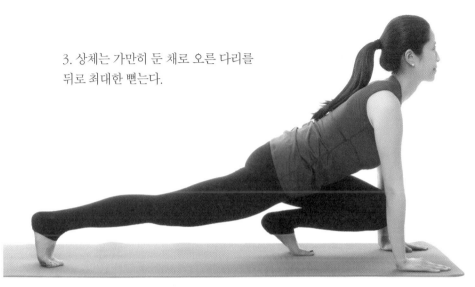

양손을 어깨너비보다 조금 더 넓게 벌린다.

4. 오른 무릎을 가슴 쪽으로 끌어당
기고 왼 다리를 뒤로 뻗는다. 천천
히 숫자를 세며 20회 반복하고 익
숙해지면 발을 동시에 바꾼다.

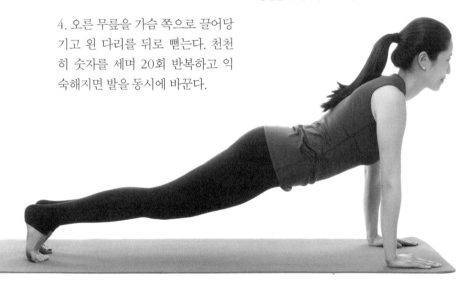

동작을 빠르게 연결하면 팔로 상체를 지탱하며 엎드린 자세에서 제자리걸음하는
것과 비슷하다. 난도를 높여서 두 발을 동시에 뒤로 뻗었다 제자리로 가져오는 식
으로 응용할 수 있다. (20회 반복)

감기를 예방해주는 음식!

레몬의 세 배가 넘는
비타민 C가 들어 있는
유자

감기를 예방하는 데는 비타민 C만큼 좋은 것도 없다. 비타민 C는 우리 몸에 피로 물질인 젖산이 쌓이지 못하도록 막아 피로 회복에 도움을 준다. 유자에는 레몬의 세 배가 넘는 비타민 C가 들어 있다. 즙을 내어 미지근한 물에 타서 마셔도 좋으나, 믹서로 갈면 칼날 때문에 비타민이 파괴될 수 있으니 주의하자. 전통적인 방식으로 유자청을 만들어 겨울에는 따뜻한 유자차로, 여름에는 차게 유자 주스를 마셔보자. 유자청과 같은 저장 음식은 설탕이 많이 첨가되므로 질환을 앓고 있거나 열량을 조절하는 사람이라면 유의할 필요가 있다.

면역 파워 ●

4

노폐물을 몸 밖으로 내보내는
혈액 순환 개선 운동

이번에는 '혈액 순환 개선 운동'이다. 우리 몸에 꼭 필요한 산소와 영양소는 모두 혈관을 따라 이동한다. 혈관 속의 적혈구는 골수에서 만들어지는데, 혈액의 90퍼센트를 형성하는 주요 성분이다. 적혈구는 혈관을 따라 이동하면서 신체 각 조직으로 산소를 실어나르고 이산화탄소를 폐로 싣고 가 호흡을 통해 몸 밖으로 내보낸다. 이처럼 적혈구는 노폐물이 몸 밖으로 배출되도록 돕기도 하지만 백혈구와 함께 면역 기능 일부를 담당하기도 한다. 이 운동은 혈액 순환을 좋게 해 백혈구와 적혈구의 활동도 촉진할 것이다.

1. 제자리에서 무릎 들어올리기

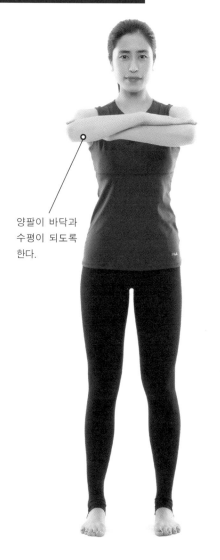

양팔이 바닥과
수평이 되도록
한다.

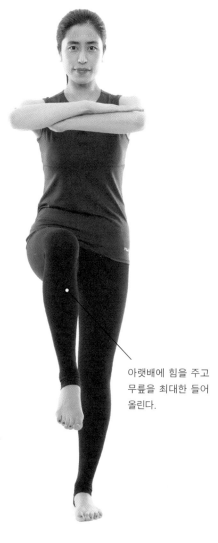

아랫배에 힘을 주고
무릎을 최대한 들어
올린다.

2. 오른 다리를 꺾고 최대한 들어 올려 가슴 쪽으로 당긴다.

3. 반대편 다리도 최대한 들어 올려 가슴 쪽으로 당긴다.

양쪽 다리를 번갈아가며 50회 반복한다.

1. 똑바로 서서 발을 어깨너비로 벌린다. 양팔을 포개어 어깨 높이로 올린다.

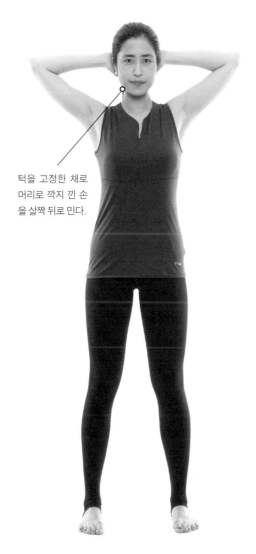

턱을 고정한 채로
머리로 깍지 낀 손
을 살짝 뒤로 민다.

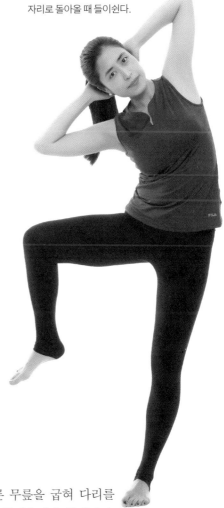

상체가 앞으로 숙여지지 않
도록 주의한다. 상체를 옆으
로 기울일 때 숨을 내쉬고 제
자리로 돌아올 때 들이쉰다.

2. 옆구리 늘리기

1. 양발을 어깨너비로 벌리고 똑
바로 선다. 턱을 가슴 쪽으로 당기
고, 손을 머리 뒤에서 깍지 낀다.
허리를 꼿꼿이 세우고 아랫배에
힘을 주어 척추를 긴장시킨다.

2. 오른 무릎을 굽혀 다리를
옆으로 들어올린다. 상체도 오
른쪽으로 숙여 팔꿈치가 무릎
에 닿도록 해 왼쪽 옆구리가
최대한 당기게 한다.

양쪽을 번갈아가며 50회 반복한다.

혈액 속에 적혈구를 더 많이 만들어줄 음식!

시금치보다 칼슘 함량이
네 배 많은
브로콜리와 붉은 살코기

엽산과 식이 섬유가 풍부한 브로콜리

혈액 속의 적혈구 생성을 돕는 가장 중요한 영양 성분은 엽산
이다. 브로콜리에는 엽산이 매우 풍부할 뿐만 아니라 콜레스테롤
수치를 낮춰 동맥경화증을 예방해주는 클로로필(chlorophyll)
이 많이 들어 있다. 또 혈관을 넓혀주고 모세혈관을 튼튼하게 만
드는 루틴도 풍부하다.

뼈에 좋은 칼슘을 섭취하려면 흔히 우유나 치즈를 먹으라고
하는데 우유의 유당을 분해하는 소화 효소가 없거나 부족한 사
람에게는 브로콜리를 추천한다. 브로콜리는 시금치보다 칼슘
함량이 네 배 더 많다.

면역 파워 ●

브로콜리는 살짝 데쳐 먹거나 다른 녹색 채소와 함께 샐러드로 먹어도 좋다.

적혈구에 꼭 필요한 철분을 보충해주는 간, 붉은 살코기

붉은 살코기는 적혈구 생성에 필요한 철분이 많이 들어 있다. 비타민 C가 풍부한 채소와 함께 먹으면 철분 흡수율이 높아진다. 또 아연이 많이 들어 있어 중금속을 몸 밖으로 배출하는 데 좋다. 나이가 들수록 고기를 더 많이 먹어야 한다. 노인은 근육량이 줄어들어 근육 생성에 중요한 성분인 단백질 필요량이 성인보다 더 많기 때문이다. 단, 지방이 적은 살코기를 섭취하는 것이 좋다. 하루에 필요한 고기 섭취량은 자기 몸무게에 1그램을 곱한 양이다. 만일 몸무게가 60킬로그램이라면 매일 60그램을 먹는 것이 알맞다.

칼륨이 풍부한 부추

부추에는 비타민 A, C, 철분이 풍부하다. 또 칼륨이 풍부하여 염분과 중금속을 빼주고 활성 산소를 해독하며 혈액 순환을 좋게 한다. 김치를 담그고 전을 붙이는 것 말고도 고명이나 양념으로 쓰이는 등 부추는 우리 식탁에 쓰임새가 아주 많다.

5

만성 피로를 풀어주는
근막 이완 운동

스트레스와 피로는 우리 몸의 면역력을 떨어뜨리는 가장 큰 원인이자 만병의 근원이다. 근막 이완 운동은 운동선수들이 운동 후에 뭉친 근육을 풀어주어 피로를 해소하고자 할 때 많이 한다. 일종의 이완법으로 피로로 지친 몸의 긴장을 풀어주어 시원하게 해준다. 평소 피로감에 지치고 몸이 찌뿌둥하다고 느끼는 일이 잦다면 이 운동법을 따라 해보자.

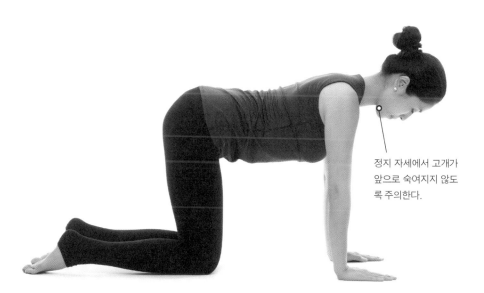

정지 자세에서 고개가
앞으로 숙여지지 않도
록 주의한다.

1. 무릎을 꿇고 바닥에 앉는다. 엉덩이를 들어올리면서 상
체를 앞으로 숙여 양 손바닥으로 바닥을 짚는다. 두 손바
닥과 양 무릎의 사이를 어깨너비로 유지한다. 시선과 고개
는 자연스럽게 아래로 향하게 두고, 양팔과 허벅지가 바닥
과 직각이 되도록 한다. (고양이 자세)

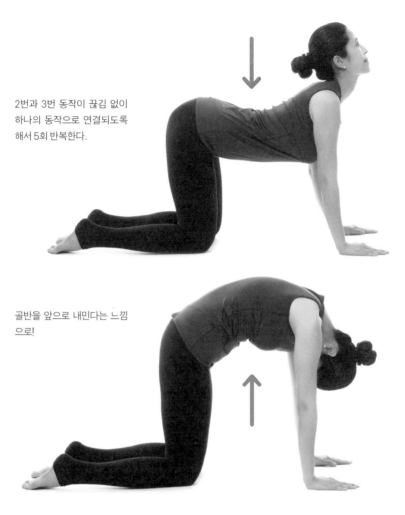

2번과 3번 동작이 끊김 없이 하나의 동작으로 연결되도록 해서 5회 반복한다.

골반을 앞으로 내민다는 느낌으로!

2. 숨을 천천히 내쉬면서 고개를 들며 허리를 뒤로 젖혀 내장이 내려앉는 듯한 느낌으로 배를 최대한 아래로 향하도록 만든다. 시선은 정면 45도 위쪽을 향하게 한다.

3. 다시 숨을 천천히 내쉬면서 아랫배에 힘을 주고 고개를 숙이면서 등을 공처럼 구부린다. 시선은 아랫배를 향하게 한다.

4. 1번 자세로 돌아간다.

200

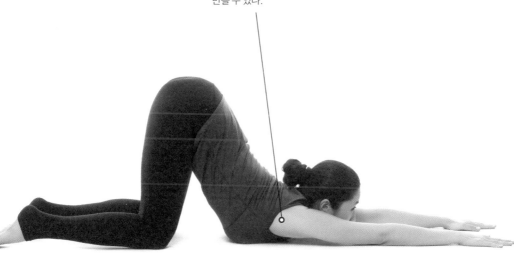

턱이나 어깨에 무리가 갈 수 있으므로
바닥에 붙일 수 있을 만큼만 붙인 채로
견딘다. 매일 꾸준히 하면 완성 자세를
만들 수 있다.

5. 양손을 앞으로 서서히 미끄러뜨려 자연스럽게 겨드랑이가 바닥에
닿도록 한다. 천천히 숨을 내쉬고 들이마시기를 반복하며 20초간 유
지한다.

전체 동작을 10회 반복한다.

독특한 냄새만큼
살균, 항암 효과가 좋은
마늘

마늘은 최고의 천연 면역력 증강제다. 그리고 원기 회복에 좋은 대표적인 강장 식품이다.

마늘은 알싸한 맛만 빼고 100가지 이로움이 있는 식품이다. 마늘을 먹을 때 알싸한 느낌이 드는 것은 바로 알리신(Allicin)이란 성분 때문인데, 마늘을 자를 때 마늘의 대표적인 성분인 알린(Allin)이 파괴되어 변한 것이다.

알리신은 강한 살균, 항균 작용을 하여 식중독 균을 없애준다. 또 위궤양을 일으키는 헬리코박터 파일로리(Helicobacter pylori) 균도 죽이는 강력한 힘이 있다. 그뿐만 아니라 대장암과 간암을 억제해주는 성분과 함께 대표적인 항암 물질인 셀레늄도 많이 들어 있다. 또 피부 미용에도 좋으며 혈액을 맑게 해주고 혈액 순환을 원활하게 해 심장 질환도 예방해준다.

《타임》지는 마늘을 10대 항암 식품의 하나로 선정했다. 특히 미국 암연구소(NCI)에서는 마늘을 꾸준히 섭취하면 70세에 주로 걸리는 질병을 반으로 줄일 수 있다며 강력 추천했다. 우리나라에서는 곰도 사람으로 만들었다는 설화가 있을 정도로, 마늘은 무병장수와 건강의 상징으로 여겨졌다.

마늘을 너무 많이 섭취하면 셀레늄을 과잉 섭취하게 되어 그 독성에 의한 부작용이 나타날 수 있다. 생마늘은 성인의 경우 하루 한 쪽 정도가 적당하다고 한다. 마늘장아찌, 흑마늘 등 다양한 조리법을 참고해보자.

또 마늘은 초기 감기에 효과가 뛰어나서 감기나 독감 증상이 나타날 때 생마늘을 먹으면 금세 잡을 수 있다고 한다.

6

몸을 따뜻하게 해주는
체온 조절 운동

앞에서 말했지만, 체온이 1도 올라가면 면역력이 5배 증가하고, 1도 떨어지면 30퍼센트 저하된다. 몸을 따뜻하게 하면 혈관이 확장되고, 혈액 순환이 잘된다. 산소와 영양소 공급이 원활해져 면역력이 높아진다. (굿모닝 자세)

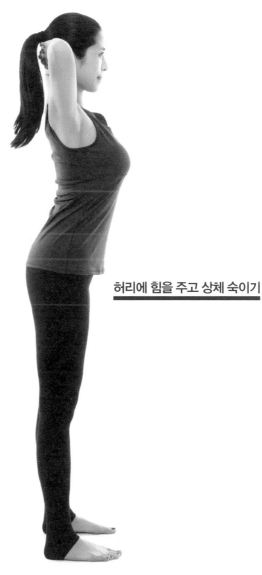

양 팔꿈치가 일직선이 되
도록 쫙 펴고, 팔꿈치부터
허리, 엉덩이, 등을 최대
한 편다.

허리에 힘을 주고 상체 숙이기

1. 양발을 어깨너비로 벌리고 똑바로 선다. 턱을 가슴 쪽으로
당기고, 손을 머리 뒤에서 깍지 낀다. 허리를 꼿꼿이 세우고
엉덩이와 아랫배에 힘을 주어 척추를 긴장시킨다.

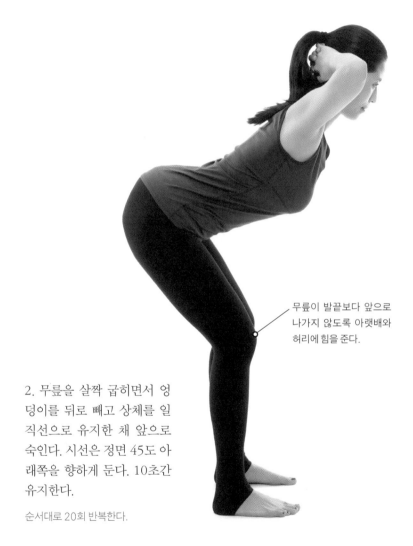

무릎이 발끝보다 앞으로
나가지 않도록 아랫배와
허리에 힘을 준다.

2. 무릎을 살짝 굽히면서 엉
덩이를 뒤로 빼고 상체를 일
직선으로 유지한 채 앞으로
숙인다. 시선은 정면 45도 아
래쪽을 향하게 둔다. 10초간
유지한다.

순서대로 20회 반복한다.

몸의 중심을 강화하는 전신 운동 플랭크

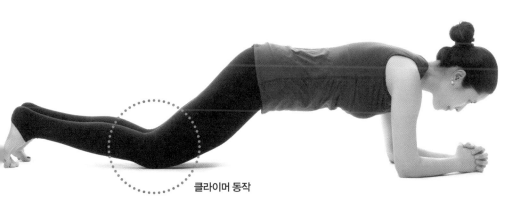

클라이머 동작

1. 발끝을 모으고 팔굽혀펴기 자세를 취한 다음 양 무릎을 바닥에 댄다.

2. 팔꿈치를 바닥에 대고 양손을 맞잡아서, 내려다봤을 때 양쪽 팔꿈치와 손이 삼각형이 되도록 만든다. 팔꿈치와 아래팔로 상체를 받치고 2분간 버틴다. 시선은 맞잡은 손을 향하게 한다.

변형 플랭크

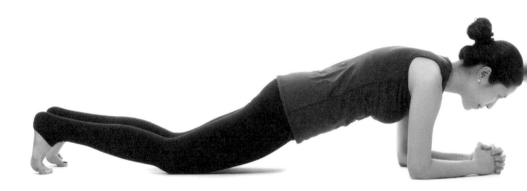

전신 운동으로 알려지면서 다이어트 운동법으로 활용되는 플랭크(flank)는 코어(core) 운동의 하나이다. 코어 운동은 몸의 중심, 즉 등, 복부, 엉덩이, 골반 근육을 집중적으로 움직이는 운동을 말한다. 여기 소개한 플랭크는 가장 기본적인 자세로, 일단 자세를 정확히 만들어 유지하는 게 중요하다. 따라 하기 제일 쉬운 것은 어깨부터 엉덩이까지를 일직선으로 유지하도록 하는 것이다. 조금 욕심을 낸다면 어깨부터 무릎까지를 일직선으로 유지해 옆에서 봤을 때 몸이 사선이 되도록 만드는 것이다(사진). 흔히 알려진 정확한 플랭크 자세는 무릎을 바닥에 대지 않고 어깨부터 발끝까지 일직선을 만들어 버티는 것이다. 체중을 허리 말고 전신으로 분산시켜야 운동 효과가 높다.

몸을 따뜻하게 해주는 음식!

몸에서 열이 나도록 도와주는
생강

생강은 진저롤(gingerol)과 쇼가올(shogaols) 같은 것 때문에 매운맛이 난다. 진저롤은 몸 안의 지방질을 없애주고 DNA 손상 억제 효과가 있다. 쇼가올은 활성 산소를 제거하는 항산화 효과가 탁월하며 항암 효과도 높다. 이 두 성분은 캡사이신(capsaicin)과 비슷한 기능이 있어 우리 몸에서 효소 작용을 억제하며 열을 내는 작용을 해 혈액 순환에 도움을 준다.

이 밖에도 한방에서 널리 쓰이는 약재인 계피, 인삼뿐 아니라 찹쌀, 마늘, 무, 꿀 등도 체온을 높이는 데 도움이 된다.

무더위로 지쳤을 때
유연성을 키워주는 운동

예전에는 환절기에 감기나 독감이 유행했으나, 요즘은 더위가 한창인 7, 8월 한여름에도 감기에 걸리는 사람이 많다. 더워서 가는 곳마다 에어컨과 선풍기를 틀다 보니 우리 몸이 온도 변화에 시달려 면역력이 떨어지기 때문이다. 특히 자가 면역 질환인 대상포진 환자는 여름철에 점점 더 많이 발생하는 것으로 나타났다. 무더위로 쉽게 지칠 수 있는 여름철, 체력과 면역력을 키울 수 있는 운동법에 대해 알아보자.

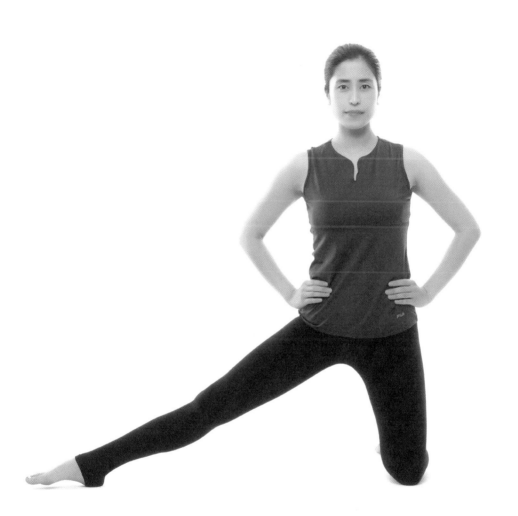

1. 바닥에 무릎을 꿇고 앉는다. 무릎을 펴고 일어나 오른발을
옆으로 뻗어 발끝까지 쭉 편다. 손은 허리 옆에 편안히 얹는다.

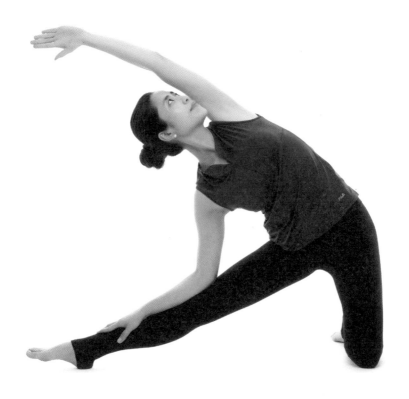

2. 오른팔로 오른 다리를 누르면서 왼팔을 곧게 편 채 위로 뻗으면서 자연스럽게 상체도 오른발 쪽으로 낮춘다. 시선은 위로 하고 고개도 자연스럽게 젖힌다. 10초간 정지한다.

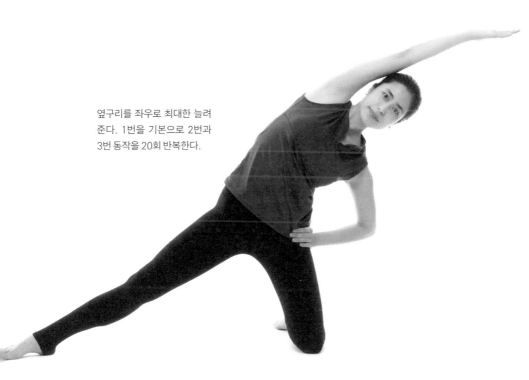

옆구리를 좌우로 최대한 늘려
준다. 1번을 기본으로 2번과
3번 동작을 20회 반복한다.

3. 1번 자세로 돌아온다. 왼손을 허리에 둔 채로 오른팔을 곧게
펴서 뻗으며 상체를 왼쪽으로 기울인다. 시선은 정면을 바라본
다. 10초간 정지한다.

고온다습한 여름과 열대야를 극복할 제철 음식!

수분이 많고
항암 효과가 큰
가지

가지는 비타민과 무기질이 풍부한 대표적인 여름 제철 식재료이다. 가지 껍질의 적갈색에는 폴리페놀(polyphenol)이라는, 황산화 효과를 높이는 물질이 아주 많이 들어 있다. 폴리페놀 성분은 항암 효과를 가지고 있기 때문에 평소 가지를 많이 먹으면 암을 예방하는 데도 큰 도움이 된다.

가지에는 또 다른 황산화 성분인 안토시아닌(anthocyanin)이 풍부하다. 안토시아닌은 피를 맑게 하고 혈액 순환을 원활하게 하여 면역력을 높여준다. 가지는 또 수분이 풍부하고 칼로리가 매우 낮아 다이어트 식품으로도 좋다. 포만감은 주되 열량이 높지 않기 때문이다.

면역 파워 ●

더운 여름에는 운동하는 것 자체가 스트레스다. 심한 운동을 하면 자율 신경 중에서 우리를 각성하게 하는 교감 신경이 활성화되어 잠을 더 이룰 수 없다. 운동은 시원한 시간에 하고 잠 자기 직전에는 하지 않는 것이 좋다.

우리 몸은 실내외 온도차가 5도 이상 나게 되면 금방 적응을 하지 못한다. 이것이 반복되면 냉방병에 걸릴 수 있다. 에어컨 바람을 계속 쐬면 건조해져서, 우리 몸의 폐나 기관지의 면역 작용이 떨어지게 된다. 섬모 운동이 일어나지 않게 되므로 바이러스가 창궐할 환경이 조성된다.

열대야에 잠을 잘 자려면 더위를 아예 없앨 수는 없으니 우리 몸을 시원하게 하는 수밖에 없다. 샤워를 열심히 해서 체온을 낮추고 적당한 움직임을 통해 몸을 피곤하게 만드는 것이다. 과로나 과음은 피하는 게 좋다. 식사도 가볍게 하는 게 좋다. 여름철의 보양식은 칼로리가 높은데 이 칼로리를 소비하려다 보니 몸에 열이 날 수 있다. 그러므로 여름 제철 음식인 가지를 포함해 채소 위주로 가볍게 식단을 짜는 게 좋다. 또 시원한 물을 자주 마시자.

가지는 구이나 무침, 냉국으로 조리하여 섭취할 수 있다.

8

잠 못 이루는 밤을 위한 만병통치
수면 운동

요가 중에 만병통치약처럼 알려진 것이 있다. 일명 '물고기 자세'이다. 물고기 자세는 갑상샘을 자극하여 호르몬의 균형을 유지해주며, 폐의 기능을 활성화시키고 혈액 순환을 도와 깊은 잠을 잘 수 있게 해준다. 불면증은 면역력을 떨어뜨린다. 잠을 깊게 푹 잘 수 있도록 자기 전에 10분 정도 따라 해보자.

누워서 하는 물고기 자세

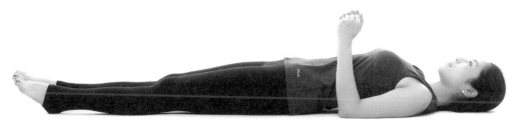

1. 바닥에 똑바로 누워 양팔을 몸 옆에 편안히 놓는다. 손을 들어올려 팔을 90도로 꺾고, 발끝을 펴서 몸과 일직선이 되도록 한다.

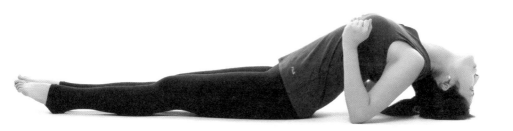

2. 숨을 들이마시면서 팔꿈치로 상체를 지탱하며 등을 들어올려서 정수리가 바닥에 닿도록 한다. 2분간 유지한다.

어깨나 목의 근육이 굳어 있을 때는 고개가 많이 젖혀지지 않기 때문에 정수리가 바닥에 안 닿을 수도 있다. 무리해서 목을 꺾지 말고 최대한 뒤로 젖힌다는 기분으로 고개를 젖힌다. 단, 체중이 머리에 실리지 않도록 조절할 수 있어야 한다. 일자 목이거나 목 디스크가 있는 경우, 그리고 등뼈가 에스(S) 자가 아닌 경우는 생략하거나 난도를 낮추어서 하는 게 좋다.

앉아서 하는 반(反) 물고기 자세

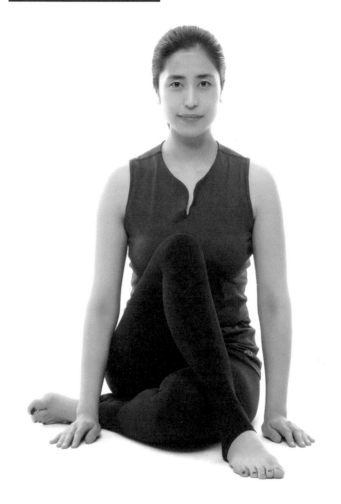

1. 책상다리로 앉는다. 오른 무릎을 세우고 왼 무릎 앞에서
다리를 포개고, 왼발은 엉덩이 옆으로 가까이 갖다댄다. 팔
을 자연스럽게 늘어뜨려 손바닥을 바닥에 놓는다.

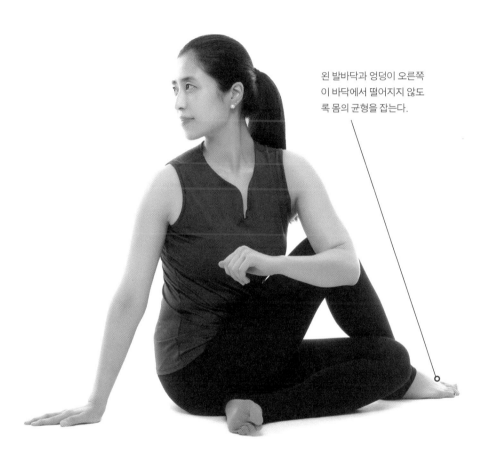

왼 발바닥과 엉덩이 오른쪽
이 바닥에서 떨어지지 않도
록 몸의 균형을 잡는다.

2. 고개와 상체를 천천히 오른쪽으로 돌리면서 오른손은 엉
덩이 뒤쪽 바닥을 짚고, 왼 팔꿈치로 오른 무릎 바깥쪽을 몸
쪽으로 밀어 몸에 밀착시킨다. 시선은 뒤쪽 정면을 향하게
하고, 이 자세를 30초에서 1분간 유지한다.

수면제처럼 깊은 잠에 빠지도록 도와주는 음식!

트립토판과 멜라토닌이
많이 들어 있는
바나나, 우유, 상추, 양파

잘 먹고 잘 싸고 잘 자는 것 중에 잘 자는 것이 제일 어렵다. 여러 조건을 복합적으로 만족시켜야 잘 잘 수 있다. 우선 매일 한 시간씩 햇볕을 쬐면 도움이 많이 된다.

우리는 90분마다 한 번씩 아주 깊은 수면에 빠진다. 90분마다 빠지는 깊은 수면을 네 번 정도 겪으면 푹 잤다고 할 수 있다. 그러므로 6~7시간을 자면 충분한 수면을 했다고 할 수 있다.

불면증이 의심될 정도로 잠을 잘 자지 못하는 사람들에게는 따뜻한 우유를 추천한다. 우유에는 트립토판(tryptophane)이라는 세로토닌의 원료가 들어 있다. 트립토판은 신경과 뇌를 진정시키는 작용을 한다. 그리고 세로토닌은 행복 호르몬이라 불린다. 이 세로토닌은 멜라토닌으로 바뀌기도 한다. 나이가 들면 점점 몸속의 멜라토닌이 줄어들어 잠도 줄어들므로 주의해야 한다.

바나나에도 멜라토닌과 세로토닌 성분이 풍부하여 수면을 돕는다. 게다가 바나나에는 긴장을 낮추고 혈압을 낮추며 스트레스 호르몬을 줄여주는 마그네슘도 풍부하다.

상추에는 불면증과 두통을 완화시켜주는 락투신(lactucin) 성분이 풍부하다. 또 비타민 K가 많아 진정 효과와 최면 효과를 볼 수 있다. 상추쌈을 많이 먹으면 식곤증이 온다는 말이 있는데 근거 없는 이야기는 아니다. 특히 제철에 나오는 채소를 많이 먹으면 채소 속의 마그네슘과 칼륨이 몸속에 있는 나트륨을 끌고 나가기 때문에 건강도 좋아지고 제철 음식의 맛도 느낄 수 있다.

양파는 비타민 C와 마그네슘이 풍부해 유해 산소를 제거해 주어 염증이 제거되는 효과를 볼 수 있다. 그리고 양파는 신경을 안정시키고 혈액 순환을 도와 숙면에 도움이 된다. 양파를 먹어도 좋지만, 양파 즙을 거즈에 묻혀 머리맡에 두고 잠들어도 효과를 볼 수 있다.

9

류머티즘 관절염 환자를 위한
무릎 운동

관절이 좋지 않은 사람들은 대부분 운동을 기피하는 경향이 있다. 염증이 심각하게 진행되고 있거나 진행된 경우가 아니라면 오히려 꾸준히 운동을 해야 한다. 물론 관절이나 몸에 무리가 가지 않도록 운동을 조절할 필요는 있다. 매일 꾸준히 운동을 해야 근육의 부피가 감소하는 근육 위축이나 염증으로 관절이 녹아내려 변형이 오는 것을 예방할 수 있다.

관절에 좋은 운동으로 수영을 권하고 싶지만, 수영을 하기 어려운 상황이거나 좀 더 손쉬운 운동을 찾는 사람에게 안성맞춤인, 집에서 혼자서도 할 수 있는 스트레칭을 소개하겠다. 매일 반복하면 근육의 힘을 키우고 인대를 강화해 관절을 보호할 수 있다.

엎드려 무릎 좌우로 움직이기

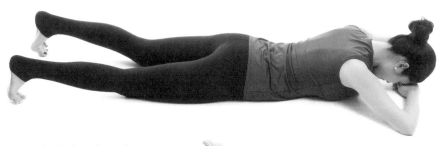

1. 바닥에 배를 깔고 엎드린다. 양손을 이마 밑에 포개어 놓는다. 발은 다리와 직각이 되도록 만들어 발끝만 바닥에 닿도록 한다.

2. 발꿈치로 엉덩이를 가볍게 치듯이 무릎 접었다 폈다를 30회 반복한다.

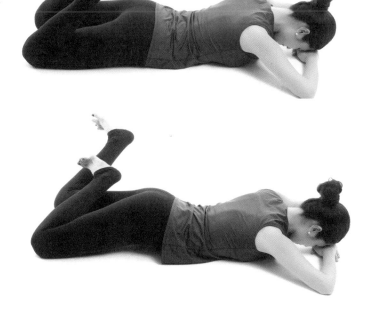

3. 무릎을 접은 상태로 발끝에 힘을 주고 양다리를 왼쪽으로 기울였다가 오른쪽으로 넘기는 식으로 30회 반복한다.

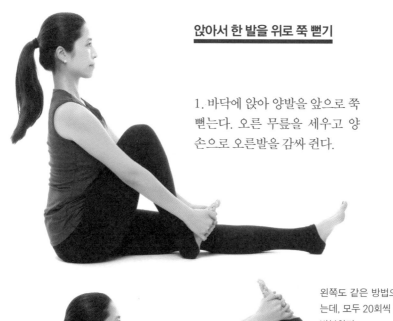

앉아서 한 발을 위로 쭉 뻗기

1. 바닥에 앉아 양발을 앞으로 쭉 뻗는다. 오른 무릎을 세우고 양 손으로 오른발을 감싸 쥔다.

왼쪽도 같은 방법으로 실시하는데, 모두 20회씩 번갈아가며 반복한다.

2. 양손으로 한 발을 감싸 쥐고 다리를 쭉 뻗어올린다. 종아리와 무릎 뒤쪽이 당기도록 10초간 유지한다.

뻗으려는 다리가 아프거나 몸이 뻣뻣해서 잘 안 될 때는 수건이나 요가 리본 같은 걸 활용해도 된다. 또 양손으로 무릎 뒤쪽을 감싸 쥐는 식으로 난도를 낮출 수 있다.

224

류머티즘 관절염에 좋은 음식!

오메가3 지방산이 풍부한
연어와 아몬드

2015년 12월 말 콜로라도 대학교의 보건 대학원 연구팀이 '오메가3 지방산(DHA, EPA)'이 체내 면역 반응을 조절하는 단백질을 억제할 수 있다는 연구 결과를 발표했다. 오메가3 지방산은 체내 염증을 감소시켜주는 역할도 한다.

오메가3 지방산이 특히 풍부하게 함유된 음식은 연어와 아몬드이다. 아몬드에는 생선처럼 항염증 효능이 있는 오메가3 지방산과 함께 관절을 보호해주는 비타민 E가 많이 들어 있다. 연어는 샐러드나 구이, 회로 섭취할 수 있으며, 아몬드는 특별히 조리하지 않고도 섭취가 가능하다.

⑩

노화가 시작된 중년의
면역력 강화 운동

　나이를 먹고 노화하면 몸 여기저기가 쇠약해진다. 겉으로 보이는 모습만 그런 게 아니라 뼈와 근육 및 각 조직 등 모든 기관의 기능이 쇠약해진다. 특히 면역 기능도 쇠약해진다. 감기 바이러스나 독감 인플루엔자에 감염되어도 젊을 때처럼 쉽게 떨치고 일어나기 어렵다. 그러므로 평소 규칙적인 생활과 함께 면역력을 높일 수 있는 운동을 해서 체력을 키우려는 노력이 필요하다. 다음 동작은 장소의 제약을 받지 않고 어디서든 쉽게 할 수 있다. 매일 아침 시간을 할애해 반복해보자.

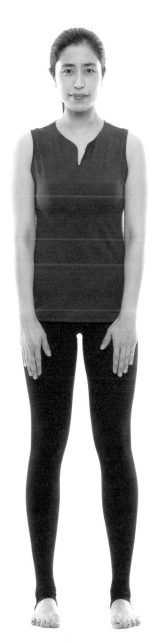

1. 두 발을 어깨너비로 벌리고
똑바로 선다. 양팔은 양 허벅지
위에 자연스럽게 늘어뜨린다.

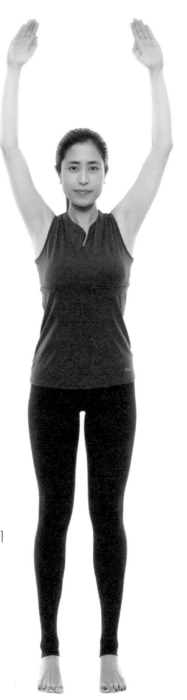

2. 양팔을 위로 뻗어 만세하듯이
올렸다 내렸다 한다.

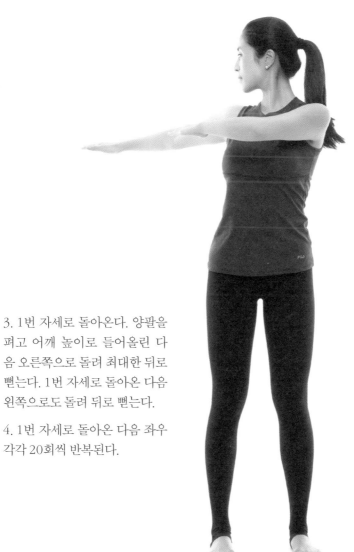

3. 1번 자세로 돌아온다. 양팔을 펴고 어깨 높이로 들어올린 다음 오른쪽으로 돌려 최대한 뒤로 뻗는다. 1번 자세로 돌아온 다음 왼쪽으로도 돌려 뒤로 뻗는다.

4. 1번 자세로 돌아온 다음 좌우 각각 20회씩 반복된다.

베타글루칸이
풍부한
버섯과 동충하초

버섯에는 식약처에서 면역력 증강에 효과가 있다고 인정한 ACHH 성분이 많이 함유되어 있다. 또 버섯에는 특히 베타글루칸(β-glucan)이 많이 함유되어 있는데, 베타글루칸은 우리 몸에 침입한 바이러스나 세균을 잡아내는 면역 세포의 기능을 활성화시켜 항바이러스 효과를 나타낸다. 식용이 가능한 모든 버섯류가 같은 효능이 있다. 그중에서 동충하초는 식약처로부터 면역 증강 효과가 있다고 인증받았다.

버섯은 구워 먹거나 나물처럼 볶아서 무쳐 먹는다. 영지나 동충하초 같은 버섯류는 달여서 수시로 마셔도 좋다.

11

장을 튼튼하게 하는 오장육부 운동,

활 자세

면역력을 높이는 데는 특히 장 건강이 중요하다. 평소 변비가 있거나, 가끔이라도 설사를 하는 사람은 장을 자극해 대장 운동을 활성화시키는 운동을 하는 게 좋다.

다음의 '활 자세'는 장을 자극해 면역력을 높여준다. 매일 반복하면 복근이 단단해지고 심폐 기능이 강화된다. 혹시 따라 하기 어렵다면, 양 손바닥으로 복부를 마사지해주는 것으로도 장 건강에 도움이 될 수 있다. 배꼽을 주위로 시계 반대 방향으로 가볍게 마사지해보자.

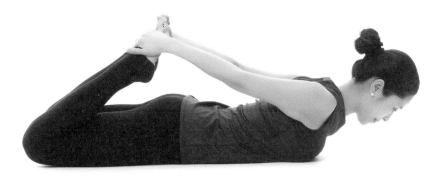

1. 바닥에 편하게 엎드린다. 양발을 엉덩이 쪽으로 들어올
리고 팔을 뒤로 뻗어 양손으로 양발을 각각 잡는다.

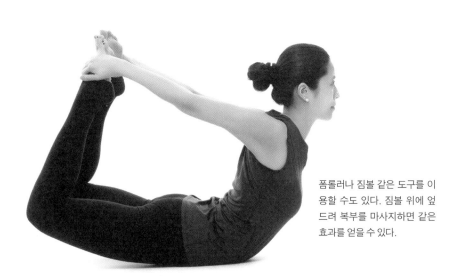

폼롤러나 짐볼 같은 도구를 이
용할 수도 있다. 짐볼 위에 엎
드려 복부를 마사지하면 같은
효과를 얻을 수 있다.

2. 양발을 붙잡은 채로 팔을 위로 뻗어 다리를 최대한 들어
올려 활 자세를 만든다. 20~30초간 유지한다.

프로바이오틱스가
많이 함유된
요구르트

요구르트에는 유산균이 풍부하다. 유산균에는 과민성 장 증후군을 개선하고 배변 활동을 촉진하며 장내 유해균을 억제하는 프로바이오틱스가 많이 함유되어 있다. 최근에는 유산균이 아토피 피부염과 대장암 예방에 효과가 있다는 연구 결과가 나왔다. 한마디로 면역력 증강에 효과가 있다는 것이다. 몸에 이로운 프로바이오틱스를 쉽게 설취할 수 있는 방법이 요구르트이다. 단, 시판 중인 요구르트에는 당분이 많이 첨가되어 있으므로 주의해야 한다.

12

면역력을 키워주는

근력 강화 운동

20, 30대는 자신의 건강에 대해 무심하거나 맹신하는 편이다. 건강은 한번 잃으면 원래대로 되돌리기가 쉽지 않다. 암 완치 판정을 받더라도 전처럼 생활을 유지하는 데는 시간이 많이 걸린다. 중년을 앞두고 있는 세대들도 면역력을 키우기 위한 운동이 필요하다.

근력 운동은 건강을 지키고 면역력을 높이는 기본 운동이다. 특히 우리 몸에서 중심되는 근육을 키울 수 있는 코어 운동이 효과적이다. 근력 운동은 우리 몸의 근육 양을 늘려주므로 기초 대사량을 증가시키고 체온을 올릴 수 있다.

우리 몸의 근육은 70퍼센트가량이 하체에 집중되어 있다. 중년에 접어들면 하체의 근육 소실량이 눈에 띄게 늘어난다. 그러므로 미리미리 하체를 단련하여 근력을 키우는 것이 중요하다.

또 근력 강화 운동은 근력과 근지구력을 키워주어 신체의 피로감을 줄여준다. 다음은 20, 30대의 젊은 세대에게 권하는 운동이나, 40대 이상이 따라 해도 좋을 만큼 근력 강화 효과가 높은 운동이다.

남성을 위한 팔굽혀펴기

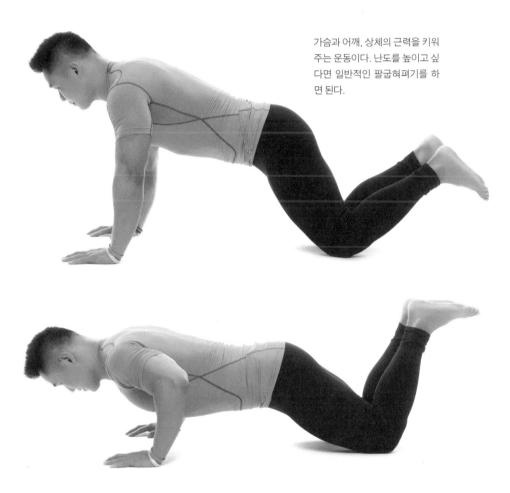

가슴과 어깨, 상체의 근력을 키워
주는 운동이다. 난도를 높이고 싶
다면 일반적인 팔굽혀펴기를 하
면 된다.

1. 팔굽혀펴기 자세를 취한다. 양 무릎을 바닥에 대고 발을 들어
올려 다리가 직각이 되도록 한다. 시선은 아래로 향한다.

2. 이 상태로 팔굽혀펴기를 30회 한다.

매일 조금씩 횟수를 늘려간다.

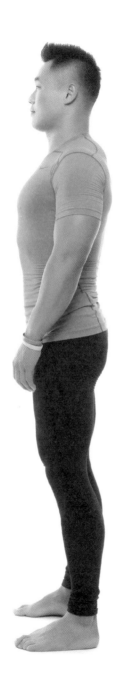

남녀노소 모두를 위한 스쿼트

1. 정면을 바라보고 똑바로 선다.
양발을 어깨너비로 벌려 11자를
만든다.

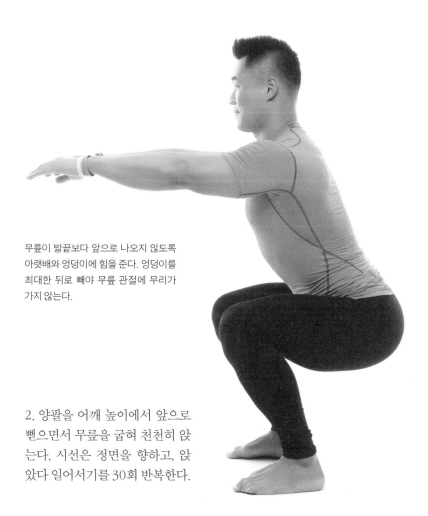

무릎이 발끝보다 앞으로 나오지 않도록
아랫배와 엉덩이에 힘을 준다. 엉덩이를
최대한 뒤로 빼야 무릎 관절에 무리가
가지 않는다.

2. 양팔을 어깨 높이에서 앞으로
뻗으면서 무릎을 굽혀 천천히 앉
는다. 시선은 정면을 향하고, 앉
았다 일어서기를 30회 반복한다.

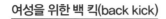
여성을 위한 백 킥(back kick)

1. 무릎을 꿇고 앉는다. 양 무릎과 양 손바닥을 바닥에 대고 어깨너비로 벌린다.

2. 고개를 숙여 시선을 가슴 쪽으로 향하면서 오른쪽 무릎을 가슴 쪽으로 최대한 끌어당긴다.

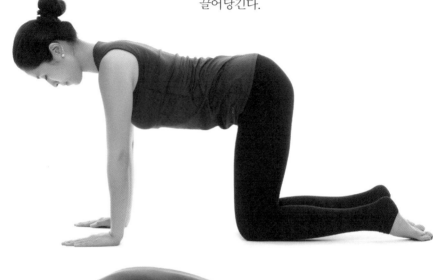

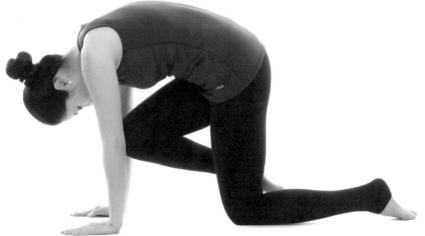

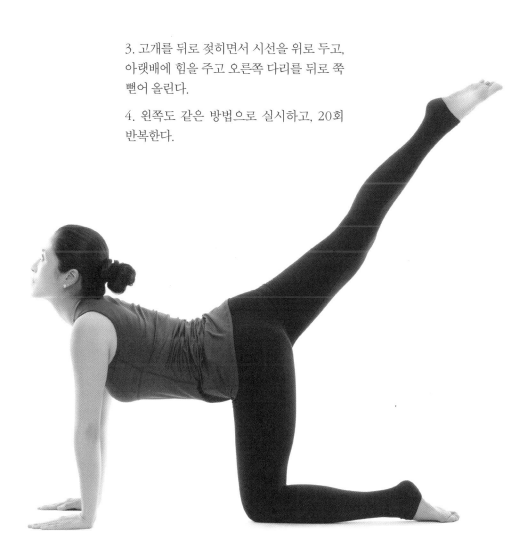

3. 고개를 뒤로 젖히면서 시선을 위로 두고, 아랫배에 힘을 주고 오른쪽 다리를 뒤로 쭉 뻗어 올린다.

4. 왼쪽도 같은 방법으로 실시하고, 20회 반복한다.

여성을 위한 사이드 킥(side kick)

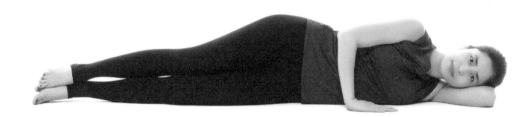

1. 옆으로 누워 밑에 있는 팔을 벤다. 등은 곧게 펴고 발끝을 모아 몸이 1자가 되도록 한다. 위에 놓인 팔을 굽혀 배 앞으로 자연스럽게 내려뜨리고 손바닥으로 바닥을 짚는다.

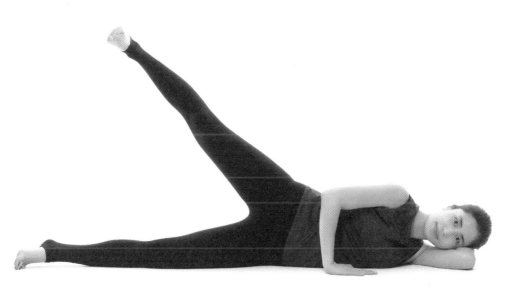

2. 위에 놓인 발을 몸과 일직선이 되도록 유지한 채 엉덩이 힘으로 높이 차올린다. 20회 반복한다.

3. 반대쪽도 같은 방법으로 실시한다.

남성들의 근력 강화를 돕는 음식!

고단백질 식품인 달걀과 쇠고기

달걀흰자는 고단백질 식품으로 근육 생성에 도움이 된다. 조리하면서 칼로리가 높아지지 않도록 삶거나 찌는 방법이 좋다.

쇠고기 또한 훌륭한 단백질 식품이나 지방이 많으면 성인병과 비만의 원인이 되므로 살코기를 선택하는 것이 좋다. 지방은 1그램당 9칼로리의 열량을 내지만 단백질은 1그램당 4칼로리밖에 내지 않는다. 따라서 살코기는 다이어트에 방해되지 않는다. 특히 쇠고기(한우)는 위장에서 소화되는 데 약 3~4시간 걸린다. 탄수화물보다 위가 든든해 배가 덜 고파지므로 식사량이 줄어들어 오히려 다이어트에 도움이 될 수 있다.

여성들의 근력 강화를 돕는 음식!

단백질의 보고
콩

콩은 단백질의 보고이다. 육류의 포화 지방 대신 콩 같은 식물성 단백질을 섭취하면 지방 섭취를 줄일 수 있다.

콩에 많이 함유된 이소플라본(isoflavone)은 여성 호르몬과 유사한 구조를 갖고 있어 여성들의 갱년기 증상을 완화시켜준다. 또 월경 증후군과 심장병, 고혈압, 동맥경화증과 같은 성인병을 예방해준다. 검은콩의 껍질에는 안토시아닌, 레스베라톨(resveratrol)이라는 항산화 물질이 다량 함유되어 있으므로, 되도록 껍질째 섭취하는 것을 권한다. 밥을 지을 때 넣거나, 두유나 두부 등으로 섭취할 수 있다.

13

소중한 내 아이를 위한
면역력 강화 운동

한창 자라나는 소아와 청소년 들이 면역력을 키우는 가장 좋은 방법은 잠을 잘 자는 것이다. 성장 호르몬이 밤 10시에서 새벽 2시 사이에 가장 왕성하게 분비되니 그 시간에는 깨어 있지 않는 게 성장에 도움이 된다.

그런데 요즘 아이들은 성인 못지않게 스트레스를 받고 지쳐 있을 때가 많은 것 같다. 늦게까지 자지 않는 아이들도 많다. 부모 따라 TV를 시청하거나 잠자리에 들어도 스마트폰을 손에 들고 게임을 하거나 하기 때문이다. 어릴 때부터 일찍 잠들고 잘 잘 수 있도록 습관을 들이는 것이 바람직하다.

부모가 나서서 아이가 잘 잘 수 있도록 스트레칭을 도와준다면, 면역력 강화 말고도 스킨십을 통해 정신적 교감을 나눌 수 있으므로 아이는 스트레스를 잊고 정서적으로 안정을 찾을 수 있다. 몸과 마음이 모두 건강해지니 당연히 면역력은 높아질 것이다.

누워서 무릎 움직여주기

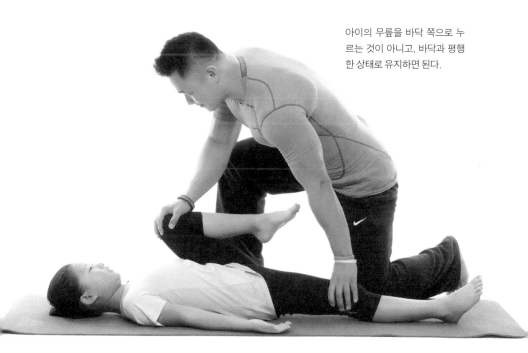

아이의 무릎을 바닥 쪽으로 누르는 것이 아니고, 바닥과 평행한 상태로 유지하면 된다.

1. 아이를 똑바로 눕힌다.

2. 아이의 오른 다리가 바닥에서 뜨지 않도록 왼손으로 누른다. 오른손으로 아이의 왼 다리를 접어 아이 가슴 쪽으로 밀어준다.

누워서 몸통 비틀어주기

한쪽 발로 아이의 무릎 앞을 짚는 것이 가장 안정적이다. '누워서 무릎 움직여주기'처럼 힘으로 누르지 않도록 주의한다.

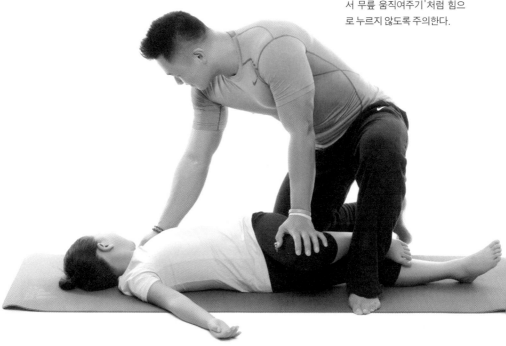

1. 아이를 등을 대고 눕혀 양팔을 어깨 높이에서 펴게 한다.

2. 왼손으로 아이의 왼 다리를 접은 채로 오른쪽으로 넘겨주고 동시에 고개를 왼쪽으로 향하게 하면서 아이의 왼쪽 어깨를 바닥에서 떨어지지 않도록 눌러준다.(1분 유지)

3. 반대쪽도 같은 방법으로 실시한다.

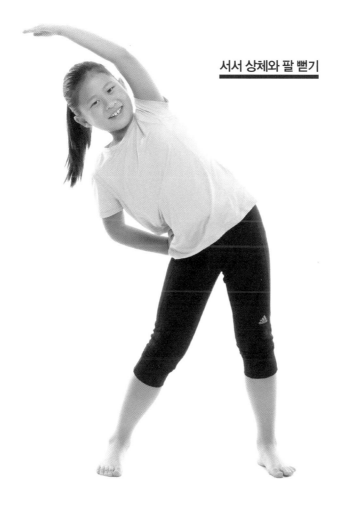

서서 상체와 팔 뻗기

1. 아이를 똑바로 세운 다음 양발을 어깨너비보다 넓게 벌리게 한다.

2. 양손을 허리에 두게 하고, 상체를 오른쪽으로 기울이면서 왼팔을 들어올려 오른쪽으로 뻗게 한다.

3. 반대쪽도 같은 방법으로 실시하고, 10회 반복하게 한다.

아연과 셀레늄의 보고
쇠고기, 조개, 요구르트

쇠고기에는 면역력을 높여주는 성분인 아연이 많이 들어 있다. 아연은 백혈구 생산에 꼭 필요한 미네랄이다.

조개류의 단백질은 면역 세포 생성에 도움이 된다. 또 셀레늄이 많이 들어 있어 성장을 촉진하고 우리 몸이 병원균에 감염되었을 때 이를 물리치기 위한 면역 활동에 필요한 항체 형성을 돕는다.

요구르트는 앞서 설명한 바 있듯 면역 기능의 바로미터인 장건강을 좋게 해준다. 살아 있는 유산균이 많이 함유되어 있는 수제 요구르트는 남녀노소 누구에게나 좋은 식품이다.

14

부부가 함께하는
상체 유연성 강화 운동

어떤 경우에는 파트너의 도움을 받았을 때 운동 효과가 배가되기도 한다. 또 파트너가 있으면 혼자 할 때보다 더 의욕적이 되고 각 동작의 정확도도 높아진다. 부부가 함께한다면 유대감도 높아질 테니, 운동을 싫어하는 사람도 못 이기는 척 따라 할 수 있다.

가슴 활짝 펴기

1. 다리 길이만큼 떨어져서 정면을 바라보고 책상다리로 앉는다. 앞에 앉은 사람은 팔을 펴서 뒤로 뻗어 뒤에 앉은 사람의 손을 잡는다. 뒤에 앉은 사람은 다리를 뻗어 양발로 앞사람의 등 정가운데(견갑골 하단)를 밀면서 앞사람의 팔을 자기 몸 쪽으로 최대한 당긴다. 앞사람은 최대한 가슴을 활짝 편다. 1분간 유지한다.

2. 서로 위치를 바꾸어 같은 동작을 실시한다.

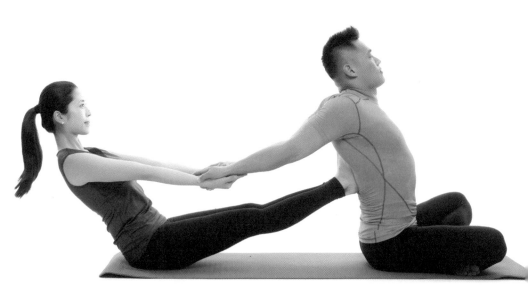

서로 맞잡은 팔이 벌어지거나 모아지지 않고 평행을 이루도록 하고, 서로 위치를 바꿔 같은 동작을 반복한다. 뒷사람은 복부 운동을, 앞사람은 어깨와 등 스트레칭 효과를 얻을 수 있다.

가슴 이완시키기

1. 한 사람은 배를 대고 엎드리고 다른 한 사람은 엎드린 사람의 허벅지에 말을 타듯이 올라앉되, 체중을 싣진 않는다.

2. 엎드린 사람은 양팔을 펴서 뒤로 뻗고, 뒷사람은 앞사람의 손목을 양손으로 모아 잡고 힘껏 팔을 자기 가슴 쪽으로 끌어당긴다.

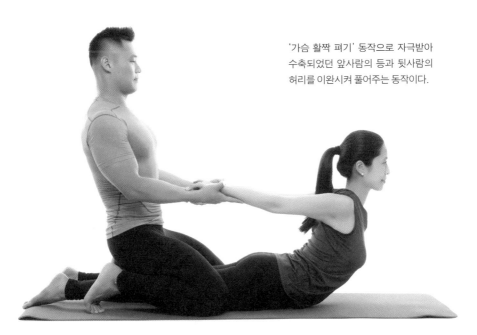

'가슴 활짝 펴기' 동작으로 자극받아 수축되었던 앞사람의 등과 뒷사람의 허리를 이완시켜 풀어주는 동작이다.

깍지 끼고 몸통 비틀기

1. 한 사람은 책상다리로 앉아 양손을 머리 뒤에서 깍지 낀다.

2. 또 한 사람은 1번 사람 등 뒤에 무릎 꿇고 앉는다. 왼 무릎은 앞사람의 엉덩이에 대고, 오른발을 앞사람의 발 앞에 놓는다.

3. 앞사람의 양 팔꿈치를 바깥쪽으로 펴주면서 오른쪽으로 몸을 틀어준다. 앞사람은 몸통과 함께 자연스럽게 고개를 돌려 시선을 뒤쪽에 둔다. 1분간 유지한다.

4. 같은 방법으로 반대쪽으로도 실시한다. 3회 반복한다.

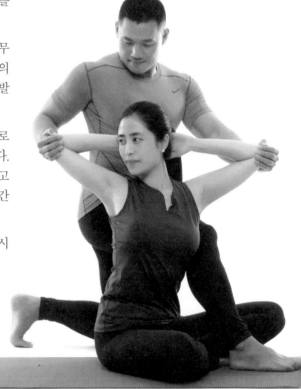

무릎 뒤쪽 근육 늘리기

1. 부부가 바닥에 앉아 서로 마주 본다. 한 사람은 다리를 쭉 펴고, 한 사람은 다리를 구부려서 서로의 발바닥을 마주 댄다. 손을 마주 잡는다.

2. 다리를 편 사람은 팔을 쭉 편 채로 상체를 최대한 숙인다. 무릎을 구부린 사람은 발에 힘을 주어 상대방의 발바닥을 밀어내면서 맞잡은 손을 가슴 쪽으로 끌어당긴다. 교대해서도 해본다.

무릎을 구부린 사람이 마주 댄 발에 힘을 주어 밀어내어야 상대방의 골반이 뒤로 밀리면서 무릎 뒤쪽 근육을 늘릴 수 있다.

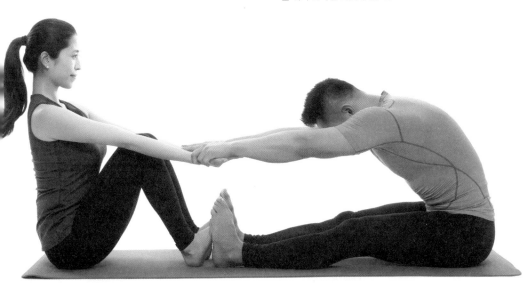

부부 사이를 뜨겁게 해줄 음식!

과일과 계피를 끓여 만드는
뱅쇼

몸이 으슬으슬하고 감기 기운이 느껴지면 우리나라 사람들은 쌍화탕을 마신다. 프랑스나 독일에서는 레드와인으로 뱅쇼를 만들어 마신다. 뱅쇼는 만들기가 어렵지 않다. 와인에 설탕을 조금 넣고 레몬, 사과, 오렌지 등 좋아하는 과일과 계피를 통으로 넣고 끓여주면 된다. 뱅쇼는 몸을 따뜻하게 해주며 비타민이 많아 감기 예방과 원기 회복에 좋다. 끓이는 과정에서 알코올이 다소 소실되기는 하지만 여전히 알코올이 남으므로, 취침 전이나 휴식하기 전에 마시는 것을 권한다.

15

직장에서 잠깐이면 할 수 있는
스트레칭

　　주로 의자에 앉아 하루 종일 일을 하는 사람들을 위한 스트레칭을 소개한다. 직장인은 물론 수험생, 학생도 따라 하면 좋다. 특히 너무 바빠 운동할 시간이 없다고 핑계 대는 사람들에게 안성맞춤이다. 점심 식사 후에 해도 좋고, 잠시 일과 공부에서 벗어나 휴식을 취하며 따라 해도 된다. 오히려 스트레스를 해소해주어 집중력이 높아질 것이다. 물론 운동 부족 상태에서도 벗어날 수 있다. 명절날 고향으로 가기 위해 장거리 운전을 해야 할 때 휴게소에서 잠시 차의 트렁크를 잡고 해도 좋다. 장소와 시간의 제약이 없으므로 한 번 따라 해보자.

기지개 켜기

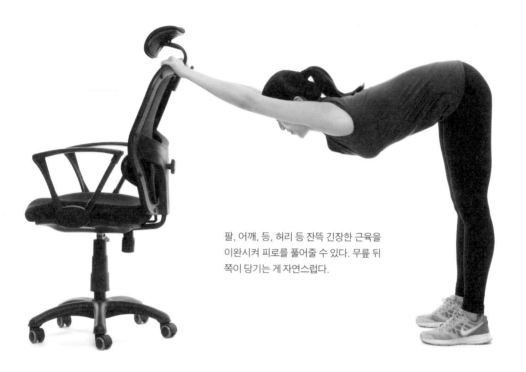

팔, 어깨, 등, 허리 등 잔뜩 긴장한 근육을 이완시켜 피로를 풀어줄 수 있다. 무릎 뒤쪽이 당기는 게 자연스럽다.

1. 두 발을 어깨너비로 벌리고 의자 뒤에 선다.

2. 몸을 앞으로 숙이면서 두 손을 발 너비에 맞춰 의자 등받이를 잡는다. 시선은 아래로 한다.

3. 자연스럽게 호흡하며 팔, 등, 무릎 뒤를 늘려준다. 5회 반복한다.

무릎 누르고 상체 숙이기

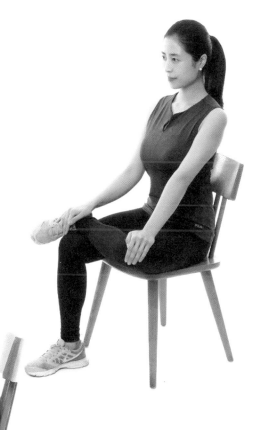

1. 의자에 앉아 왼쪽 다리를 들어올려 오른쪽 무릎 위에 발을 얹는다.

2. 양팔을 구부려 팔꿈치를 허벅지에 대고 상체를 편 채로 최대한 숙인다.

3. 반대쪽도 같은 방법으로 실시한다. 5회 반복한다.

몸통 비틀기

1. 의자에 등을 대고 똑바로 앉는다.

2. 의자 등받이를 잡고 숨을 내쉬면서 상체를 왼쪽으로 틀어 멀리 뒤를 바라본다.

3. 반대쪽도 같은 방법으로 실시한다. 5회 반복한다.

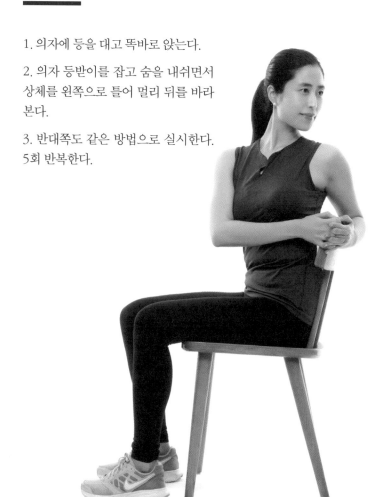

팔 펴서 반대쪽으로 넘기기

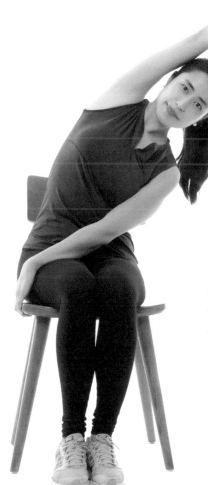

1. 의자에 등을 대고 똑바로 앉는다.

2. 왼팔을 뻗어 오른쪽 허벅지 바깥쪽을 감싸면서, 오른팔을 곧게 펴서 왼쪽으로 넘긴다.

원기를 회복하고 기분을 좋게 해주는
낙지와 다크 초콜릿

죽어가는 소에게 낙지를 먹이면 소가 벌떡 일어난다는 말이 있다. 그만큼 낙지는 원기 회복에 탁월한 효능을 갖고 있는데, 필수 아미노산과 타우린(taurine)이 풍부하기 때문이다. 우리가 잘 알고 있는 자양 강장제의 주성분도 바로 타우린이다.

매운맛은 뇌를 자극하여 엔도르핀(endorphin)의 분비를 돕는다. 매운 낙지볶음은 피로 회복과 스트레스 해소에 좋은 음식으로 각광받는다. 매콤한 낙지볶음은 사람들이 스트레스를 확 날려버리고 싶을 때 즐겨 찾는 메뉴로 자리 잡았다.

초콜릿의 주재료인 카카오 열매는 행복 호르몬으로 알려진 엔도르핀의 분비를 촉진한다고 알려져 있다. 엔도르핀은 '내인성 모르핀'이라는 뜻인데, 우리 몸 안에서 분비되는 천연 마약이

면역 파워 ●

라는 의미이다. 그만큼 진통 작용에 좋고 기분을 좋게 해주는 효과가 있다. 출산할 때 산모가 통증을 덜 느낀다면 그건 바로 이 엔도르핀이 폭발적으로 분비된 효과이다.

카카오 열매로 만든 대부분의 초콜릿은 열량이 높아 많이 먹으면 자칫 비만해질 우려가 있다. 그러므로 카카오 함량은 높고 당도는 낮은 다크 초콜릿을 먹자.

다크 초콜릿은 혈압을 낮춰주며 스트레스 호르몬 수치를 감소시키는 데 효능이 있는 것으로 알려져 있다. 다크 초콜릿의 당분은 피로 회복에 도움이 되며 일시적으로 기분을 좋게 만들어 준다.

16

갱년기 여성을 위한
호르몬 조절 운동

운동하기 좋은 시간대는 언제일까? 우리 몸의 호르몬을 활성화시키려면 오후 7시쯤이 가장 적당하다. 부신 피질 호르몬과 갑상샘 호르몬이 더 많이 분비되면서 신진대사가 높아지고 운동 효과도 높일 수 있다. 또 하루의 피로함을 벗고 편안하게 잠들 수 있다는 장점도 있다. 특히 갱년기에 잘 걸리는 당뇨병을 예방하는 데도 도움이 된다. 저녁 운동을 하면 혈당을 낮출 수 있기 때문이다. 저녁 식사를 하고 1시간 뒤 운동을 해보자. 단, 취침하기 1시간 전에는 운동을 마치는 것이 좋다.

고양이 슈퍼맨 자세

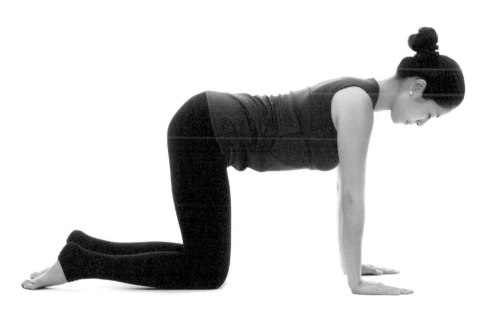

1. 양팔과 양 무릎을 바닥에 대고 각각 어깨너비로 벌린다.

이 동작은 무너진 신체 균형을 바로잡아
주는 동작으로 평형 감각을 길러준다. 허
리 근육을 단련시키므로 요통에도 효과
가 있다.

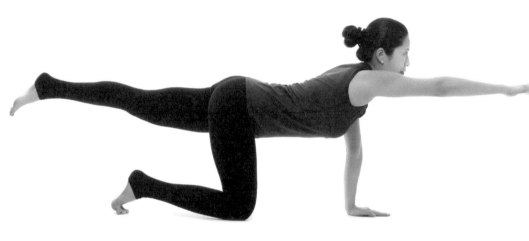

2. 오른팔과 왼 다리를 바닥과 수평하게 쭉 펴 몸과 일
자가 되도록 유지하고 정면을 바라본다. 20~30초간
유지한다.

3. 팔과 다리를 바꾸어 같은 방법으로 실시한다.

슈퍼맨 자세

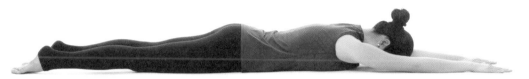

다리가 굽혀지지 않도록 주의하며 척추를
곧게 편다. 시선은 자연스럽게 둔다.

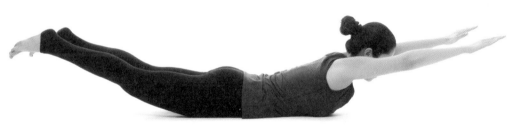

1. 바닥에 이마를 대고 똑바로 엎드린다. 양팔을 머리 위로
올려 만세 자세를 취한다.

2. 팔다리를 최대한 위로 들어올린다. 10~30초간 유지한다.

3. 10회 반복한다.

폐경을 앞둔 갱년기 여성을 위한 호르몬 조절 음식!

대표적인 항암 식품
석류

석류에는 여성 호르몬과 유사하다고 알려진 식물성 에스트로겐(estrogen)이 많이 함유되어 있어 여성의 갱년기 증상을 완화시켜준다. 또 항산화 효소인 폴리페놀과 안토시아닌이 풍부하여 피부의 탄력과 주름 개선에도 탁월하다. 그리고 콜레스테롤 수치를 낮춰주는 플라보노이드(flavonoid), 페놀(phenol) 성분도 다량 함유되어 있어 심혈관 질환을 예방하는 데도 좋다. 석류는 각종 암을 발생시키는 화학 물질을 억제해주는 대표적인 항암 식품이다. 과육만 섭취하는 것보다 이런 성분이 월등히 많이 함유된 씨앗까지 섭취하는 게 좋다. 통째로 갈아서 주스로 마셔도 좋다.

17

복부 지방을 태우는
변형 윗몸일으키기

과거에는 배가 나오면 부의 상징이었지만 지금은 어쩌면 병의 상징이다. 복부는 보호해줄 뼈가 없기 때문에 지방이 축적되기 시작하면 신체의 다른 부위보다 급격히 부피가 늘어난다. 또 다른 조직에도 영향을 미쳐 제대로 기능을 발휘하지 못하게 할 수 있다. 복부 지방, 특히 내장 지방은 온갖 성인병의 근원지다. 면역에 중요한 역할을 하는 장 건강도 당연히 나빠질 수 있다. 내장 지방은 대장암과 유방암 등 암 발생률을 높이므로 지방을 빼겠다는 노력을 꾸준히 하는 것이 필요하다.

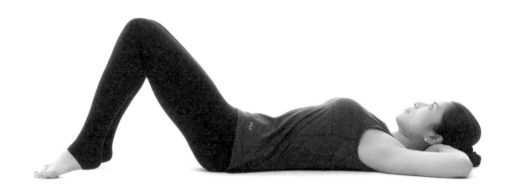

1. 바닥에 등을 대고 눕는다. 손을 머리 아래 깍지 끼고,
양발을 모은 채 무릎을 세운다.

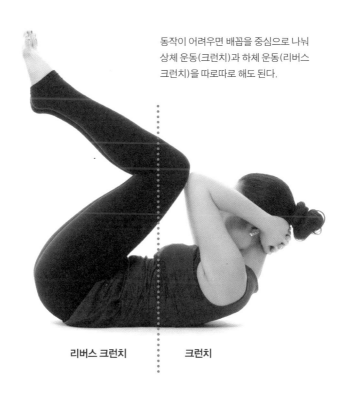

동작이 어려우면 배꼽을 중심으로 나눠
상체 운동(크런치)과 하체 운동(리버스
크런치)을 따로따로 해도 된다.

리버스 크런치   크런치

2. 윗몸일으키기 하듯이 상체를 들어올리면서 하체도
들어올려 양 무릎과 팔꿈치가 닿도록 한다.

지방을 분해해 칼로리 소모가 많은
녹차와 통곡물

녹차는 떫은맛이 나는데, 이는 카테킨(Catechin) 성분 때문이다. 카테킨은 체내에 지방이 축적되는 것을 막아주고 지방 분해를 돕는다. 또 신진대사를 원활하게 해 식욕을 저하시켜준다.

현미, 옥수수, 귀리, 밀, 기장, 퀴노아와 같은 통곡물은 정제된 곡물보다 두 배의 칼로리를 소모한다. 식이 섬유와 비타민, 무기질이 풍부하여 노폐물 배출과 질병 예방에도 좋다. 소화가 어렵다는 단점이 있지만 백미와 섞어 밥을 짓거나 가루로 만들어 물이나 우유에 타서 마시면 좀 더 쉽게 섭취할 수 있다.

도와주신 분

운동 프로그램 구성: 김진각(오렌지 휘트니스 관장, 경희대학교 체육학과 운동처방과 트레이닝 방법론 전공. 바디 · 웨이트 트레이너)
모델: 김진각, 양은정(요가 강사), 김예나(초등학교 4학년생)
촬영: 조병선(에코스튜디오)

면역 파워

초판 1쇄 인쇄 2016년 10월 12일
초판 1쇄 발행 2016년 10월 24일

지은이 | 오한진
발행인 | 강봉자, 김은경

펴낸곳 | (주)문학수첩
주소 | 경기도 파주시 회동길 192(문발동 513-10) 출판문화단지
전화 | 031-955-4445(마케팅부), 4453(편집부)
팩스 | 031-955-4455
등록 | 1991년 11월 27일 제16-482호

홈페이지 | www.moonhak.co.kr
블로그 | blog.naver.com/moonhak91
이메일 | moonhak@moonhak.co.kr

ISBN 978-89-8392-617-3 03510

「이 도서의 국립중앙도서관 출판예정도서목록(CIP)은 서지정보유통지원시스템
홈페이지(http://seoji.nl.go.kr)와 국가자료공동목록시스템(http://www.nl.go.kr/
kolisnet)에서 이용하실 수 있습니다.(CIP제어번호: CIP2016023976)」

* 파본은 구매처에서 바꾸어 드립니다.